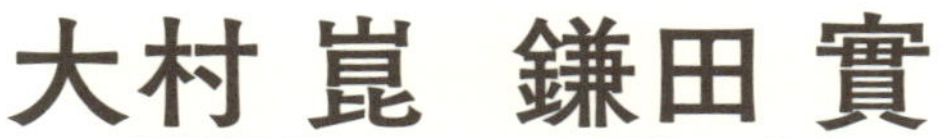

喜劇役者　医師・作家

崑ちゃん・鎌田式

老化のスピードを緩める最強の習慣！

潮出版社

はじめに

こんにちは、鎌田實です。

崑ちゃんは九十三歳、鎌田は七十六歳。二人ともとんでもなく元気な高齢者です。

僕たちは二人とも運よく、なにも病気をしないでここまできた……なんてことはありません。

崑ちゃんは若い時に肺結核で片肺を切除。大腸がんにもなりました。

鎌田も発作性心房細動になり、カテーテルを通して心臓の筋肉を焼く手術を行いました。血圧も一時は上が１４０で下が90。糖尿病の数値を示すＨｂＡ１ｃは６・４まで上がり、糖尿病の一歩手前までいきました。

まだあります。

崑ちゃんと僕の共通点は難聴で補聴器をつけていることと、睡眠時無呼吸症候群です。崑ちゃんはＣＰＡＰ（持続陽圧呼吸療法）という機械を使って無呼吸の治療を続けているし、僕も一度はＣＰＡＰを試したものの、どうしても体に合わなくて、専用のマウスピースを作って、それを装着して寝ています。

ご覧のとおり僕たちは年齢相応に病気をしてきたといえます。

でも二人は精神的に少しもめげていません。体の不調が多少あっても、まったくしみったれた感情がないのです。

崑ちゃんは、九十歳を超えた今でもテレビや舞台の仕事が、たくさん舞い込んでくるといいます。僕も出版社からたくさんオファーをもらって一年半先まで出版予定が詰まっています。ラジオでもレギュラー番組を複数抱えていて、テレビからもよく出演依頼をもらいます。

六十代ですでにヨボヨボが始まっている人もいます。いっぽう八十代になっても、ピンピン元気でハツラツとしている人もいます。

なにが違うのでしょうか。

人によって老化のスピードが違うのです。

では、どうすれば老化のスピードを緩めることができるのでしょうか。

僕、鎌田は六十五歳ぐらいから、崑ちゃんは八十六歳から筋肉の大切さに目覚めました。筋肉を動かすことで「テストステロン」というチャレンジングホルモンが出るといわれています。これは二人の若さの源になっていると思います。

崑ちゃんも鎌田もそれぞれジムには行っていますが、ジムに行くのは週に一日か二日。むしろ崑ちゃんは自宅で、かかと落としをしたり、スクワットをしたりしています。僕も同じです。要するにお金をかけなくても筋トレはできるのです。筋肉運動をするとマイオカインという筋肉作動性物質が出て、大腸がんの再発率が減少するということも報告されています。

もう少し医学的に老化の話をしたいと思います。

体内で老化を進める原因の一つに細胞の「糖化（とうか）」という現象があります。ジュースや甘味料、糖質を多く含むものを摂（と）ると体内の糖化を引き起こし、老化が進むのです。

だから崑ちゃんも鎌田も、食べ物と飲み物には注意をしています。崑ちゃんは水、僕はお茶。ジュースや缶コーヒーはほとんど飲みません。

そして老化を進める原因のもう一つは「酸化」という現象です。通常、体内に取り込んだ酸素の一部は強い酸化作用を持つ活性酸素に変わり、体に悪さをする細菌やウイルスを攻撃（こうげき）してくれます。しかし、活性酸素が増えすぎてしまうと、正常の細胞まで酸化され、肌のしわやシミ、白髪といった老化現象を起こしたり、動脈硬化を起こしたりするのです。

酸化を防ぐためには野菜を一日に三五〇グラム以上取ることが大切で、崑ちゃんも僕も、野菜にこだわっています。

特に崑ちゃんは、ブロッコリーを一日に一房も食べるそうです。すごいでしょう。ブロッコリーは野菜の中でもタンパク質が豊富で、なおかつ抗酸化力も強く、先ほどいった体内の「酸化」を防いでくれます。

もちろん僕もブロッコリーだけでなく、モロヘイヤやオクラなどをまんべんなく食べています。

食事の内容だけでなく、食事の摂り方も実は大事です。

崑ちゃんの朝食はお昼近くの時間帯で、朝昼を兼ねて食べるそうですが、朝からタンパク質をしっかり摂っていることを教えてくれました。朝にタンパク質を摂ると、日中に働いたり、運動をした際の筋肉を作る材料になります。だから朝にタンパク質を摂ることはとても良いことで、僕はこれを「朝タン」といっています。

それから崑ちゃんは、夕食から翌日の朝食までの時間がとても長いといいます。時間にして一六時間くらいなにも食べない状態がある。じつはこれがすごく大切なことで、僕も夕食を十八時には終えて、翌日の朝食まで一四時間くらい開けます。なぜこれが大切かというと、軽い飢餓（きが）状態になると、オートファジーといって細胞が自食作用を起こし、若返らせる働きをするからです。

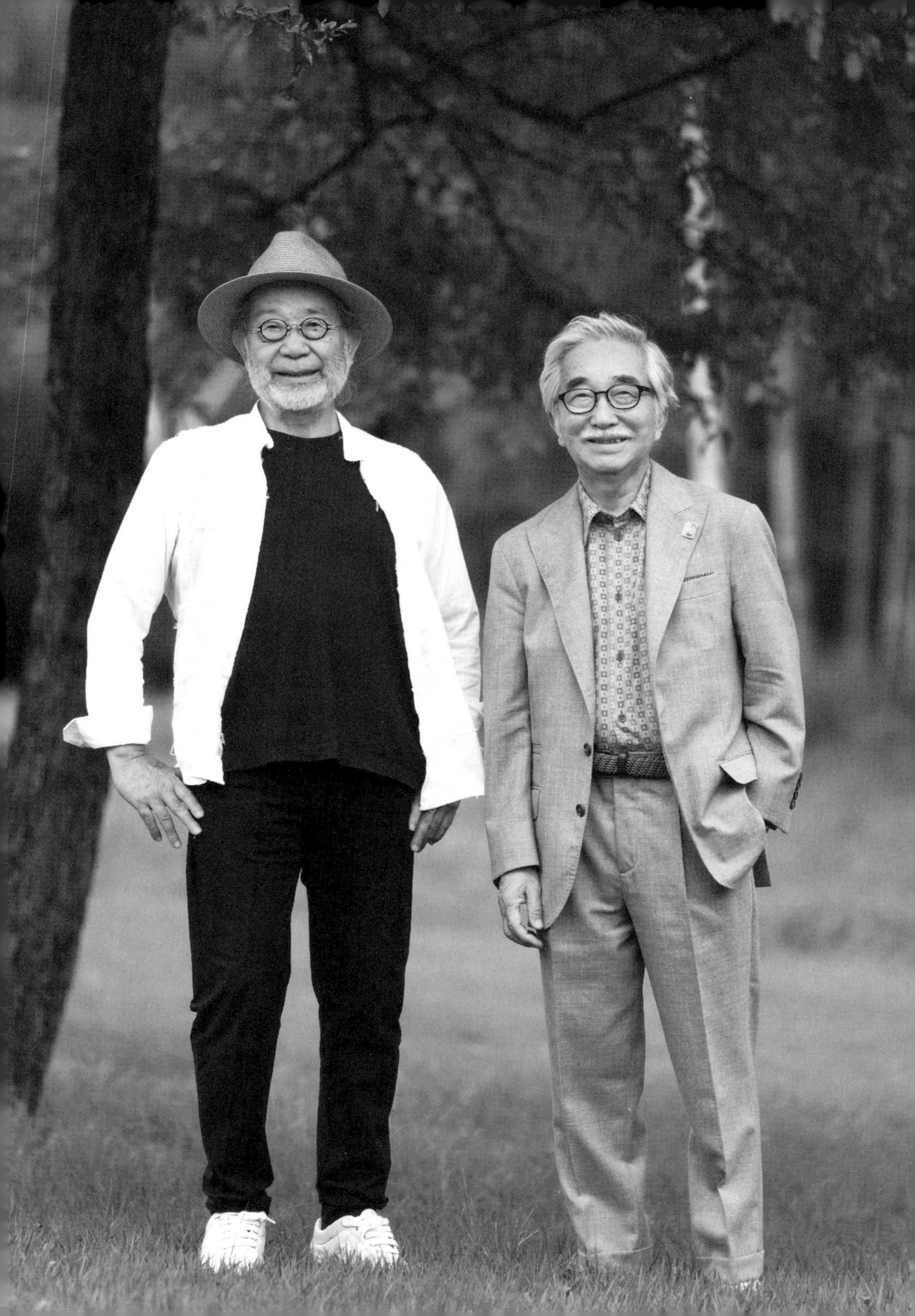

今回、崑ちゃんと話をしてみて、彼が九十三歳でこれだけ元気でいられるのは、はっきりとした「根拠」があることがわかりました。この本は、超元気高齢者の僕たちの生活習慣をお見せすることで、その「根拠」を披露（ひろう）する本です。読んでいただくと、どういう生活習慣が老化のスピードを緩めるのかがわかってくると思います。読者の皆さんにわかりやすいように写真と文章を使ってまとめました。

二人ともそれなりに病気をし、年齢相応に不調も引き起こしましたが、克服をしてきています。今では二人とも血圧も糖尿病の数値も正常。運動や食事法で、完全にコントロールできています。

本書には、その人の生活習慣が変わる行動変容が起きるよう仕掛けをしてあります。九十歳の壁を悠々と越えて、自分の足で日帰り温泉に行ったり、お芝居やコンサートを観に行ったりして、自由に人生を楽しむ。そんな年齢の重（かさ）ね方をしたいものですね。

鎌田 實

崑ちゃん・鎌田式
老化のスピードを緩める最強の習慣！

目次

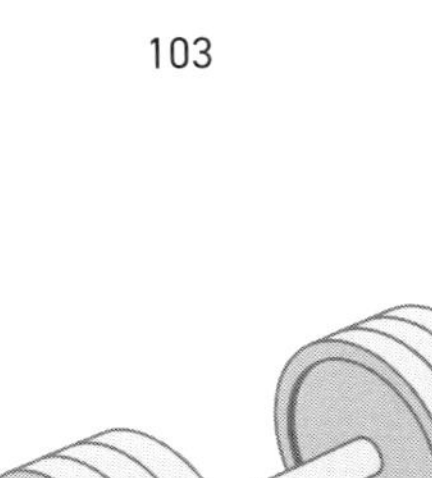

筋トレ監修：長谷川観（パーソナルジム「UTOPIAN」「GOLDEN ERA」代表）
取材協力：ＲＩＺＡＰ株式会社

装丁：清水良洋（Malpu Design）
本文デザイン、ＤＴＰ：株式会社スタンドオフ
イラスト：古藤みちよ（cue's）
写真：富本真之
撮影協力：蓼科高原 バラクライングリッシュガーデン
テラス蓼科 リゾート＆スパ

序章 〝崑ちゃん〟は八十六歳で筋活を始めた
――いかに行動変容を起こしたか

かねて親交のあった大村崑さんと鎌田實さん。雑誌の企画で再会した二人は「筋肉談義」で盛り上がります。ここでは鎌田實さんがその語らいについて綴ります。

ピンピンコロリ（ＰＰＫ）ではなく、ピンピンヒラリ（ＰＰＨ）で逝きたい――。僕はかねてそう言い続けてきた。コロリという呆気ない感じではなく、ヒラリと軽やかにあの世に逝きたい。

最期まで好きなことをし、行きたいところに行って、食べたいものを食べる。僕らの世代になると、本気でそれを実現しようとすると〝貯筋〟が不可欠になる。これまで様々なメディアで訴えてきたように、最近の僕は隙あらばスクワットやかかと落とし、速遅歩きなどを紹介している。もちろん、すべては僕自身が実践しているトレーニングだ。

ところが、そんな僕を名実ともに凌駕する〝貯筋シニア〟がいた。

日本が誇る大喜劇役者の大村崑さんだ。

御年九十三歳の大村さんと僕との付き合いはもうずいぶん長い。歳こそ僕よりひとまわり以上先輩だが、親しみを込めて〝崑ちゃん〟と呼ばせてもらっている。雑誌の企画で僕は長野から、崑ちゃんは大阪から、それぞれ東京に出てきて久々に対面した。

九十歳の卒寿を迎えた二〇二一年末、崑ちゃんは一冊の本を上梓した。タイトルはズバリ、『崑ちゃん90歳 今が一番、健康です！』（青春出版社）。帯には、トレーニングウェアを着て、深々とスクワットをする崑ちゃんの写真とともに「体力年齢 驚きの50代⁉」との言葉が書かれている。

会って早々、握手を交わしながら、さっそく二人は「筋活合戦」を繰り広げた。驚嘆するのは崑ちゃんのスクワットの姿勢の美しさである。膝はつま先よりも前に出ず、それでいて腰は深く落ちていて背筋もまっすぐ。〝体力年齢50歳〟という惹句(じゃっく)よりも、ここまで美しくスクワットをする九十歳に驚いた。崑ちゃんとは気が合うので、二人でシニア向けの健康の本を作ろうと約束した。

一〇〇センチのウエストと大衆演劇の大物俳優

昔からスポーツをやっていて若々しい肉体を維持しているなら、まだ理解できる。驚くべきは崑ちゃんがトレーニングを始めた年齢だ。なんと、八十六歳になってからライザップのトレーニングを始めたのだ。いまの僕の年齢のときには何もしていなかったことになる。男性の平均寿命＝約八十一歳を優に超えているし、普通の人ならもう諦(あきら)めてしまう年齢だろう。

そもそも崑ちゃんは昔から虚弱体質だった。十九歳で結核を患って右肺を部分切除し、医者からは「四十歳まで生きられない」と言われた。五十八歳のときには初期の大腸がんの手術も受けた。高齢期に入ればそこに老いも加わる。八十六歳の崑ちゃん

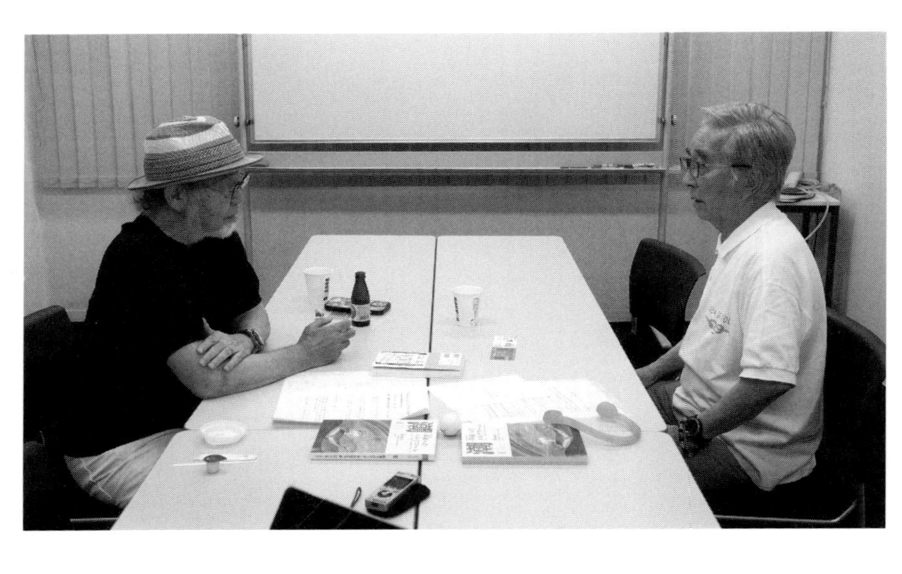

に何があったのか。

「何本もあるジーンズが入らなくなってね。腹が。あまりにブサイクやから、女房とデパートに買いに行って試着室に入ったんです。女房は売り場で待ってたんやけど、あまりに時間がかかるから〝何してんの？〟って試着室まで来るでしょ。ちょうど店員さんが僕のウエストを測っててね。〝ご主人のウエストは一〇〇センチあります〟と。背は高くないし、足は短いから、ウエストに合わせるとみんな裾（すそ）が長くてチンチクリンなんです。女房も驚いて〝もう帰りましょう。どないすんの？ そのお腹〟って。もう長いこと僕の裸を見てませんでしたからね。今や寝室も別やし、触れ合うこともない。昔はあんなに愛し合ってたのに（笑）」

〝ウエスト事件〟の直後に新幹線に乗っていると、偶然にも梅沢富美男さんに遭遇する。大衆演劇が好きで、梅沢さんのことは昔から見ていた。当時、七十歳を目前にしていた梅沢さんは昔と変わらずスマートだった。

「崑さん、どうも梅沢です」

「相変わらず格好がいいねぇ。どこかにトレーニング行ってるの?」

「そうなんです。崑さん、ライザップってご存知ですか」

六十歳年下のスーパーマン

テレビコマーシャルを見る機会がなかったから、ライザップのことは知らなかった。じつは梅沢さんは二〇一七年の秋からライザップでトレーニングを始め、翌一八年春に約一二キロ減を達成。そのビフォア・アフターの様子は全国ネットのテレビコマーシャルで放映されていた。崑ちゃんと梅沢さんが新幹線でばったり遭遇したのは、ちょうどその頃から少し後のことだった。

新幹線では妻の瑤子(ようこ)さんも一緒だった。しばらくして、瑤子さんからジムに一緒に通うことを誘われた崑ちゃん。ウエスト事件の熱はまだ冷めていない。こうしてジムの門を叩くことになった。

「最初は乗り気じゃなくて、説明だけ聞く予定でした。せやけど、受付の女性の言葉が巧みでね。それから、一緒にいた二十代の男性のトレーナーがめちゃくちゃ格好良かった。身長が一八五センチあって、身体中が筋肉だらけ。思わず〝この人に教えてもらいます〟って指名してもうたんです。それがスーパーマンですわ」

「スーパーマン」とは、トレーナーの岩越亘祐さんのこと。崑ちゃんとの年齢差は約六十歳。アメコミの『スーパーマン』のような肉体だから「スーパーマン」と呼ぶようになった。

トレーニングを始めると筋肉痛が出た。あまりにひどかったので、すぐにやめてしまおうと思ったが、スーパーマンの一言で思い止まった。「寝てる筋肉が起きてる証拠です。筋肉が騒ぎ出してるだけだから、心配しなくていいですよ。その痛みが筋肉になりますから。じきにお腹も凹んできます」——。

褒めてもらえるのが嬉しくて

スーパーマンの言うとおり、二カ月が過ぎたあたりから効果が出てきた。ウエストが少しずつサイズダウンしてきたのだ。スーパーマンに会うこと自体が楽しくなってきた。理由は褒めてくれるから。

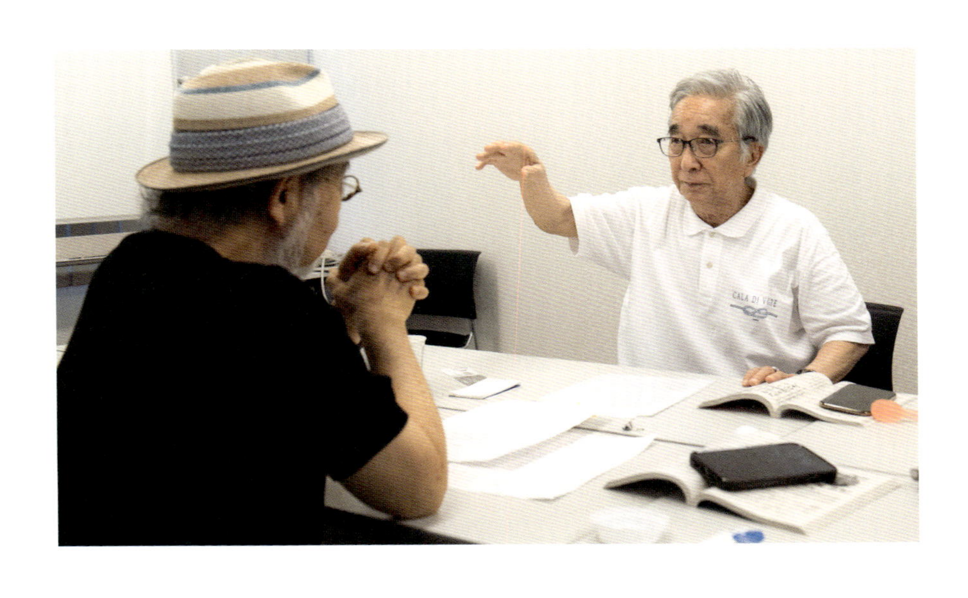

〈やってみせ、言って聞かせて、させてみせ、ほめてやらねば、人は動かじ〉

山本五十六の有名な明言である。スーパーマンはこの精神で指導してくれる。だから、スーパーマンに会うのが楽しくなったのだ。

「この歳まで、人に褒めてもらったことなんかないんです。〝崑さん、いいですよ。今の姿勢いいです。覚えておいてくださいよ〟って、スーパーマンからそうやって褒められたら、次の週にちゃんとできるようにしたいじゃないですか。褒めてもらいたいから行く。そうしてるうちに、気付いたら筋トレが習慣になってたんです」

ジムでのトレーニングに加えて、食事などの生活習慣も改善した。

その結果、崑ちゃんの身体にはどんな変

化が起きたのだろうか。
トレーニングを始める前の崑ちゃんは、足腰がすっかり弱ってヨタヨタ歩きだし、少し歩くだけで息切れや動悸があった。食事のときにはよく誤嚥があった。日中はいつも疲れていて、毎晩の寝つきは悪く、眠りが浅かった。その結果、常に体調を崩しやすく、顔は土気色。ジーンズが穿けなくなったという話のとおり下腹がポッコリ出ていた。そんな様子を、崑ちゃん本人は「不調のオンパレード」と表現している。

不調の数々がことごとく改善

結論を先に言えば、数ある不調はことごとく解決した。八十六歳の崑ちゃんの写真を見て欲しい。ここから筋トレによって九十歳の壁を越えていく崑ちゃんの驚くべき変化がわかるはず。
八十六歳の崑ちゃんは、運動不足の中高年の代表のようだ。下腹がポッコリ出ているだけでなく、猫背で頭部が前に出ていて、骨盤が前傾して反り腰になっている。それがアフターの崑ちゃんはどうだろうか。すべての部位が正常の位置に戻っている。耳・肩・腰・膝が一直線で、理想的な姿勢である。崑ちゃんいわく、この姿勢はスクワットの効果が大きいそうだ。

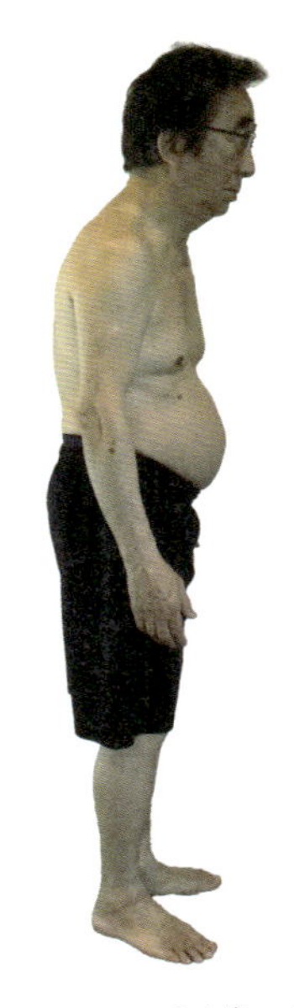
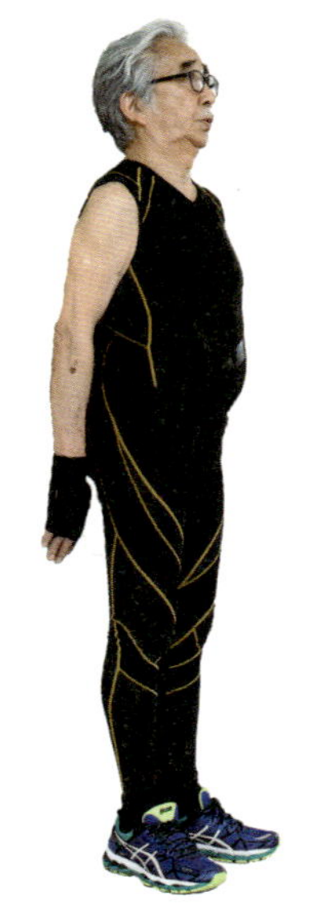

86歳の時（左）と現在の大村崑さん

「最初の頃はちゃんとスクワットができなくて、ひっくり返ってたんです。できてせいぜい四回。それが、少しずつできるようになっていまでは家で二〇回です。ジムに行ったときには二〇キロのバーベルを担いでやりますよ」

スクワットを継続すると、骨盤底筋群が鍛えられて頻尿や尿漏れの改善にもなる。これが崑ちゃんの睡眠の改善につながった。トレーニングを始める前の崑ちゃんは、とにかく寝つきが悪く、睡眠薬を飲んでもなかなか寝つけなかった。しかも、夜間頻尿で中途覚醒が何度もあったのだ。それがスクワットを始めると、まず夜間頻尿がなくなった。身体が疲れるようになったから、寝つきもよくなった。

ブロッコリーを一日に一房食べる

ジムは週二回。それ以外は家でトレーニングをしている。スクワットの他には、ストレッチや蹲踞（そんきょ）、もも上げなんかをやったり、僕がおすすめしているかかと落としをやったり。あとは発声練習もしているという。継続の結果、お風呂や歯磨きと同じように、いまではトレーニングが日常の習慣になった。

ビフォアとアフターで血圧も改善した。夜の血圧は少し高めだけれど、崑ちゃんほどの年齢になれば無理して下げないほうがいい。高齢になればどうしても動脈硬化が出てくるから、無理に血圧を下げてしまうと、かえって脳梗塞や脳血栓を引き起こしてしまう可能性がある。よっぽど高ければ話は別だが、少し高いくらいなら気にし過ぎないほうがいい。

食事は記録のためにスマホの写真に残している。見せてもらうと、一日に二食のスタイルだった。朝にしっかりと食べて夜は軽め。理想の食生活だ。朝食でしっかりと食べると筋肉になるし、夜を軽くすると太りづらい。魚より肉が好きで、プロテインも飲んでタンパク質はしっかりと取っている。野菜も食べて、朝食では青汁と果物、ヨーグルトを欠かさない。炭水化物は取り過ぎないように気を付けている。
崑ちゃんの食生活で特徴的なのはブロッコリーへのこだわりである。ブロッコリーは栄養豊富で、トレーニングをしている人のあいだでは鶏の胸肉に並ぶ食材として知られている。軽く茹でてアマニ油とレモン汁をかけたり、明太子マヨネーズをかけたり、サラダに入れたりして一日に必ず一房食べる。朝に半分、夜に半分である。
「ブロッコリーがいいのは、しっかり噛まないと飲み込めないでしょ。僕は六〇回噛んでから飲み込んでます。口腔フレイル（虚弱）の予防になるから、声がかすれなくなったし、誤嚥もなくなりましたよ」

人前と舞台では大村崑やけど……

トレーニングを続けられている理由は、やはり褒められることにあるという。「この歳まで、人に褒めてもらったことなんてないんです」との言葉は、意外にも切実なものだったのかもしれない。
「『やりくりアパート』とか『番頭はんと丁稚どん』、それから『頓馬天狗』でブレイクしてからというもの、東京の大ベテランにはコテンパンにいじめられましたよ。舞台でわざとセリフを間違えてきたり、夜中に匿名の電話があって〝夜道に気を付けろよ〟と言われたり。守ってくれたんは渥美清さんと谷幹一さんと関敬六さんです。
ほんまにさんざんいじめられましたから、二〇〇〇年に由利徹さんの後任として日本喜劇人協会の会長（現在は相談役）になってからは、ここぞとばかりに威張り散らしましたよ（笑）」
この日の取材は、東京都内の貸会議室で行った。エレベーターを降りて、取材場所の部屋まで歩いてくる崑ちゃんを見ていて、一つだけ気になったことがある。歩幅が狭く、ヨタヨタ歩いているように見えたのだ。僕がそのことを話題にすると……。
「先生、やっぱりよう見てるわ。スーパーマンにも言われるんです。もっと大股で歩いてくださいって。僕も人前に出たり、舞台に立ったりしたら〝大村崑〟ですから大股でシャキッと歩くんですけど、普段は年寄りの〝岡村睦治（本名）〟なんですわ。さすがにトレーニングを始めてからはなくなりましたけど、以前は趣味みたいにようし転んでましたから。まあ、この歳やから、いくらトレーニングしてるとはいえ、こけてケガせんように本能的に小股で歩いてるかもしれませんね」

一〇二歳まで生きて赤い霊柩車で逝く

崑ちゃんには明確な目標がある。一〇〇歳まで仕事とトレーニングを続けて、一〇

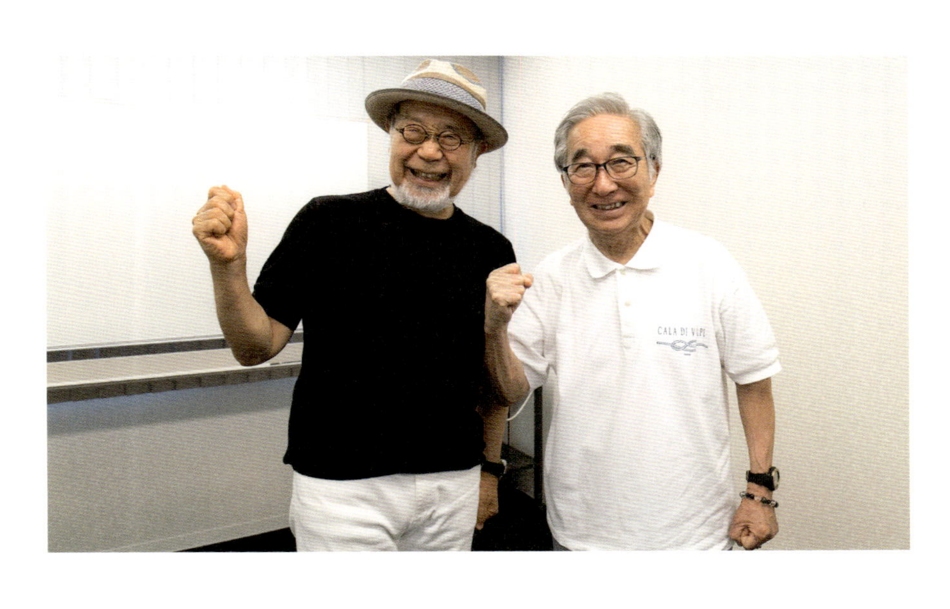

二歳まで生きる。そして、亡くなったあとの葬式は盛大にやって、斎場から火葬場までは真っ赤な霊柩車（れいきゅうしゃ）で移動する。

「片平なぎささん主演の『赤い霊柩車』に葬儀社の専務役で出させてもろてたでしょ。だから、もう押さえてます。北海道に赤い霊柩車があるんです。神戸で仕事をしてたときに見つけたんです。葬式も派手にやりますよ。エキストラを呼んだっていい。斎場では僕が活躍した『頓馬天狗』の映像なんかを皆さんに見てもろてね。で、最後に赤い霊柩車ですよ」

　賑（にぎ）やかな葬式にするのは、コロナ禍によって家族にすら会えずに亡くなっていった知人・友人らを思ってのことだという。葬式では生前に映像を撮影して本人からも挨拶をする予定。そのセリフはもう決まっている。

「僕は一足先にあっちの世界に旅立って、毎日ここにいる皆さんのご健康とお幸せを祈っていますから、頑張って長生きしてください。そして、今日来なかった皆さんのことは恨み倒してやるからな」

最後まで笑いを取るつもりなのだ。さすがは喜劇役者である。

崑ちゃんいわく、トレーニングを始めて、自分より年下の中高年から身体を褒められることが増えたそうだ。すぐさま、トレーニングを勧めると少なくない人が「犬の散歩してますから、大丈夫です」と返してくる。

「犬の速度で歩いても筋トレになりません。犬の散歩を一時間してるなら、三〇分で済ませる。いっぺん家に帰って犬を置いて、同じコースを歩くんです。三分大股で歩いて、次の三分は息を整え(ととの)ながら草花なんかを見て、また次の三分で大股で歩く。坂や階段があったら上る。そしたら、あんたも犬みたいに元気になる。相手の人にはそうやって言うんです」

僕はこれを「ハヤオソ歩き」と言っている。僕の〝歩き方革命〟をしっかり広めてくれてるのだ。

さすがは崑ちゃん。この本では、崑ちゃんと語り合いながら、僕たちの「老化のスピードを緩(ゆる)める健康習慣」を紹介する。読者の皆さんもこれを読んで、〝元気ハツラツ〟なシニアライフを取り戻してもらいたい。

第1章

シニアから始める「筋トレ」
――何歳からでも「手遅れ」なんてない

ここでは、鎌田實さんと大村崑さんが実践する筋トレのメニューを紹介します。読者の皆さんもご自身の年齢や到達目標に応じて参考にしてみてください。

鎌田實さんの筋トレルーティン

年齢：**76歳**（2024年11月現在）

ジムに行く頻度：**週2回**

トレーニングのねらい：

①冬は大好きなスキーを楽しむ

②講演で全国を飛び回る体力をつける

メニュー

1 **バーベルスクワット**
（下半身を鍛える）

2 **シーテッドロウ**
（背中の筋肉を鍛える）

3 **ラットプルダウン**
（背中の筋肉を鍛える）

4 **レッグレイズ**
（腹筋を鍛える）

僕の場合は、
普通の70代よりも
少しハードなトレーニング。
これも大好きなスキーを
楽しむためです。

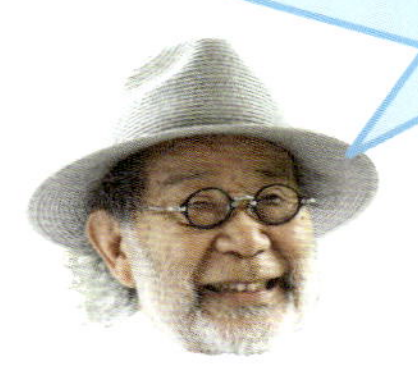

1
バーベルスクワット
（下半身を鍛える）
重量：60kg
10回×３セット

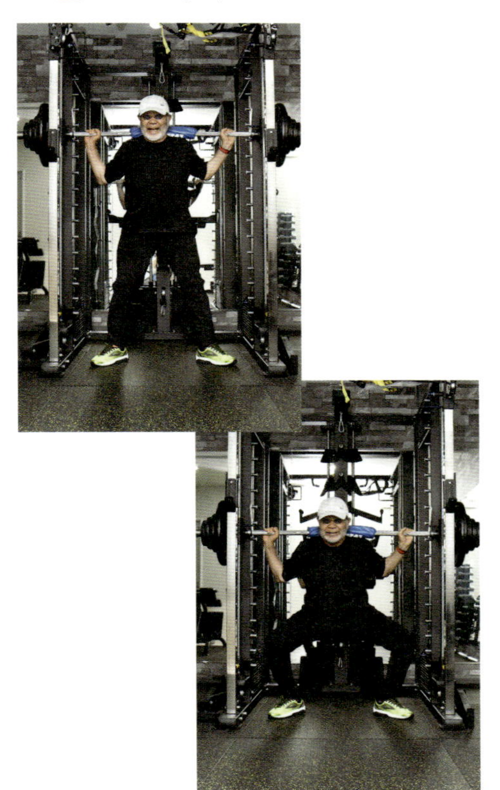

2
シーテッドロウ
（背中の筋肉を鍛える）
重量：30kg
10回×３セット

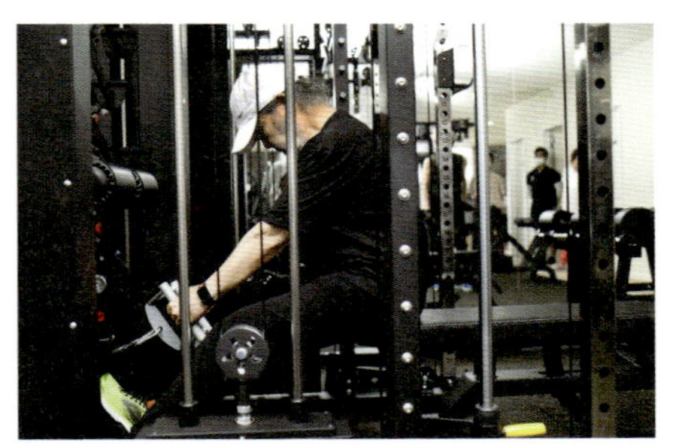

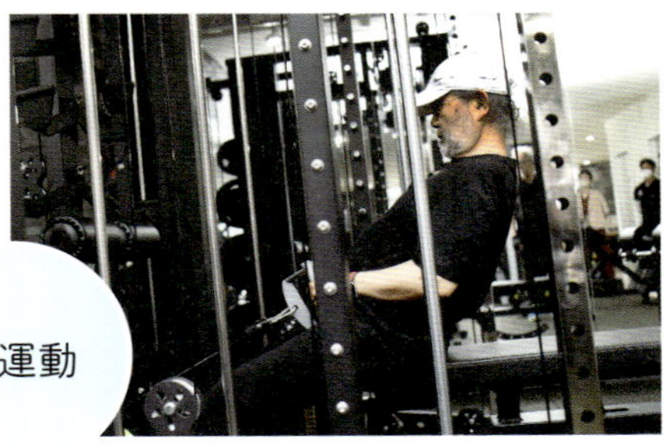

ボートを漕ぐような運動

3

ラットプルダウン

（背中の筋肉を鍛える）

重量：30kg

10回× 3セット

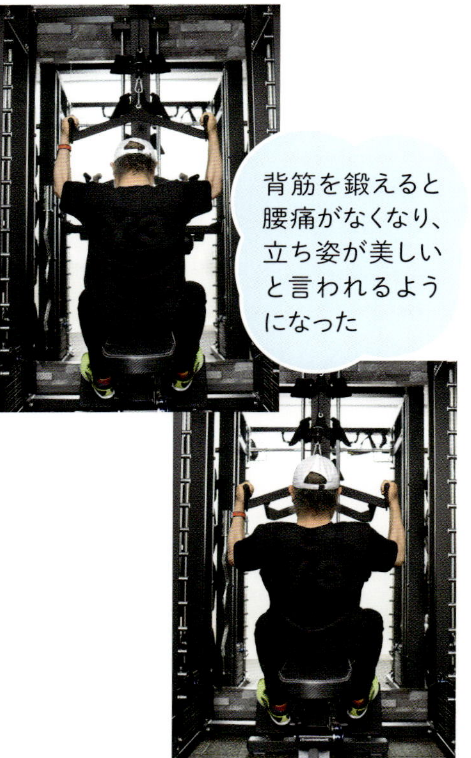
背筋を鍛えると
腰痛がなくなり、
立ち姿が美しい
と言われるよう
になった

4

レッグレイズ

（腹筋を鍛える）

15回× 3セット

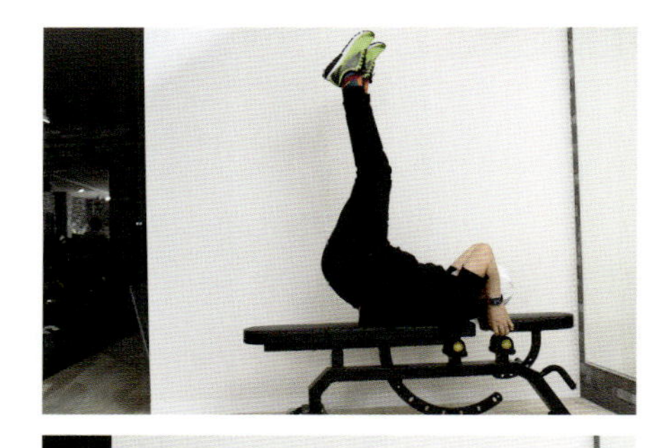

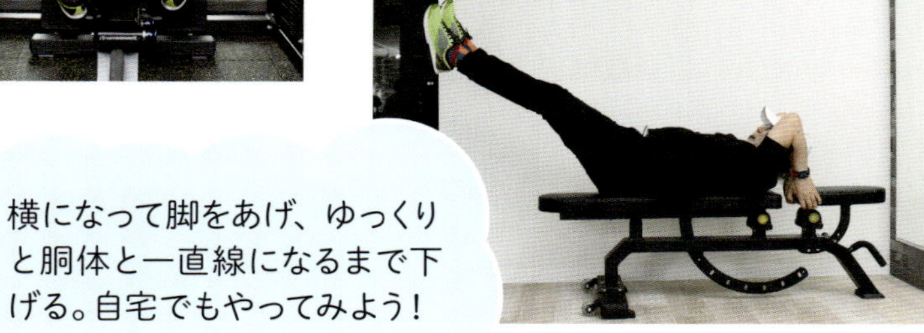
横になって脚をあげ、ゆっくり
と胴体と一直線になるまで下
げる。自宅でもやってみよう！

コラム

活力の源は持続力とチャレンジ精神

長谷川 観（パーソナルジム「UTOPIAN」「GOLDEN ERA」代表）

鎌田先生が住まれている諏訪地域でパーソナルジムを経営しています。6年以上になりますが、創業以来、鎌田先生には通っていただいております。

筋肉は何歳になっても反応してくれる――これは私のトレーナーとしての確信です。70代になる手前から筋トレを始めた鎌田先生も、たくさんのメディアで見かける今の元気な印象とは違って、当時の体重は80キロ超。なにか負荷をかけるとすぐに息があがるような状態でした。ところがトレーニングによって体重も落ち、筋力も格段にアップ。最近では、なんと70キロオーバーのバーベルスクワットに成功。我々のジムには、幅広い世代のお客様がいらっしゃいますが、もちろんこんな元気な70代はいません。

鎌田先生のその活力の源を考えてみました。一つは持続力です。講演で全国を飛び回る超多忙な先生です。昨日県外で、明日も県外。そんなスケジュールのなかでも隙間時間を使って、必ず週2回のトレーニングを欠かすことはありません。まさに持続こそ力です。そしてもう一つはチャレンジ精神です。いくら効果を実感できるとしても、トレーニングはやはりつらいものです。しかし、鎌田先生は「もう少しできる」と感じた時には、自ら「あと2キロ上げてみよう」と新しい挑戦をされるのです。今の目標は「エイジシューティング」といって、自分の年齢と同じ重量のバーベルを上げることです。ですから、76歳の鎌田先生は76キロが目標ということになります。脅威の数字です。

もう一つ鎌田先生の活力を支えるものがあります。それは一緒にトレーニングをする奥様の存在です。時にライバルとして、時に達成感を共有するパートナーとして、一緒に歩む存在はつらいトレーニングを乗り越える力になります。読者の皆さんも、仲間や家族などと一緒にトレーニングをすると良い効果を発揮すると思います。

年齢：**93歳**（2024年11月現在）

ジムに行く頻度：**週２回**

トレーニングのねらい：

①どこでも自力で好きな所に行く

②スムーズに歩行ができるようになる

メニュー

1 **バーベルスクワット**
（下半身を鍛える）

2 **シーテッドロウ**
（背中の筋肉を鍛える）

3 **ラットプルダウン**
（背中の筋肉を鍛える）

4 **ダンベルのプルオーバー**
（胸と背中の筋肉を鍛える）

5 **ポールを使ったストレッチ**

1

バーベルスクワット

（下半身を鍛える）

重量：17.5kg

10回×３セット

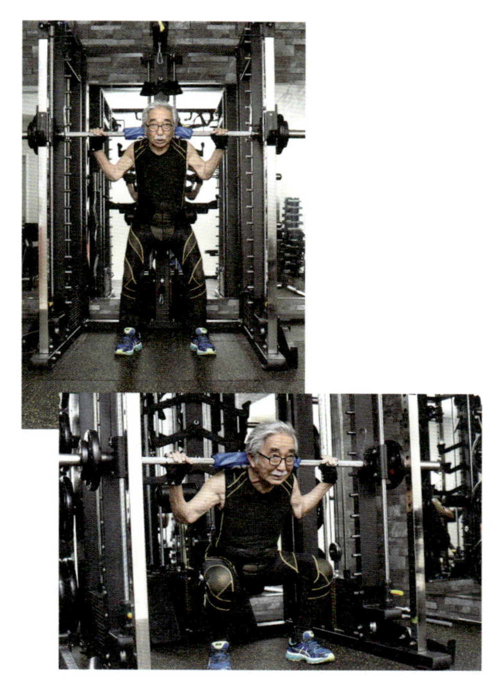

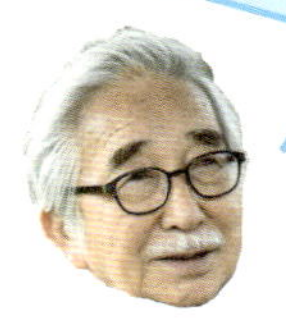

筋トレのおかげで
人生がみちがえるように
変わった！
100歳まで生きるで〜

2

シーテッドロウ

（背中の筋肉を鍛える）

重量22.5kg

10回×３セット

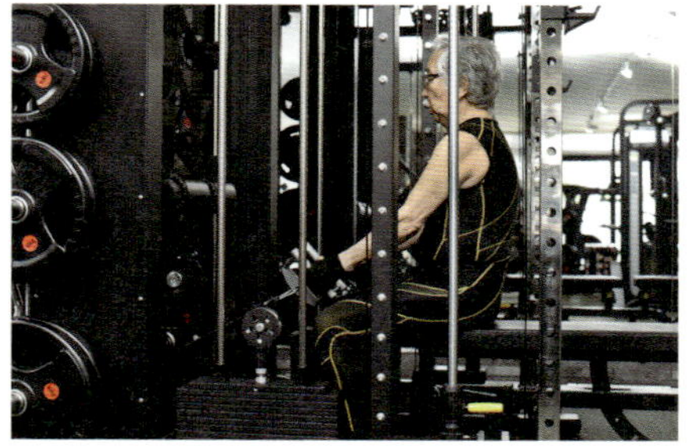

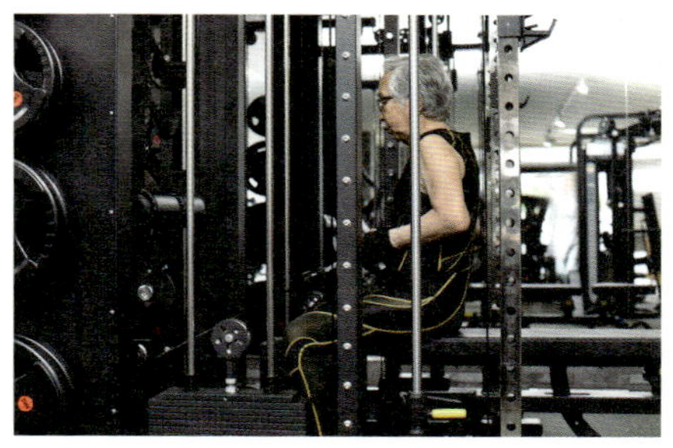

86歳の時とは別人のようだ。
かっこいい93歳！

3

ラットプルダウン

（背中の筋肉を鍛える）

重量：22.5kg
10回×３セット

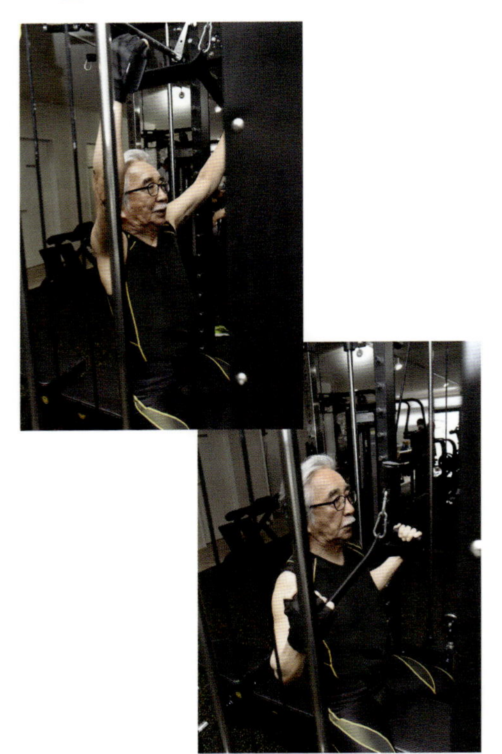

4

ダンベルの
プルオーバー

（胸と背中の筋肉を鍛える）

重量：2.5kg
15回×３セット

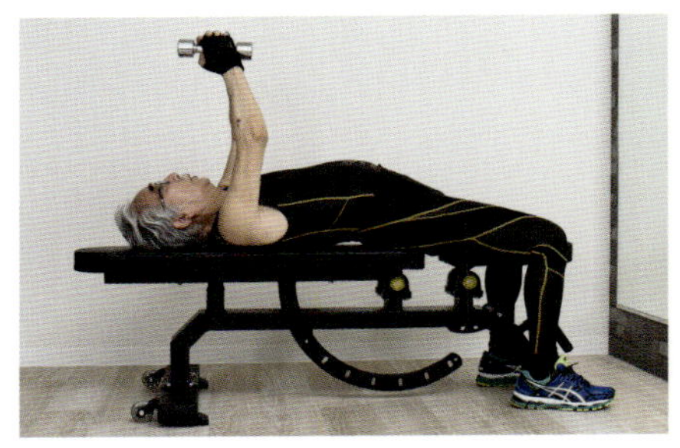

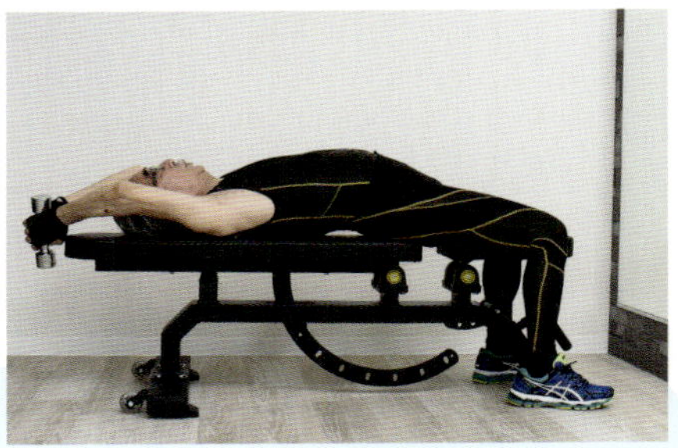

これは家でもできる。はじめは両手でペットボトル1本。できるようになったら両手に1本ずつ持って、胴体に対して90度腕をあげる。ゆっくりと腕を下げて、頭と一直線になるまで下げる。これを15回

5
ポールを使ったストレッチ

横になって、ストレッチポールを背中の下にして、
腕を上下左右に動かす

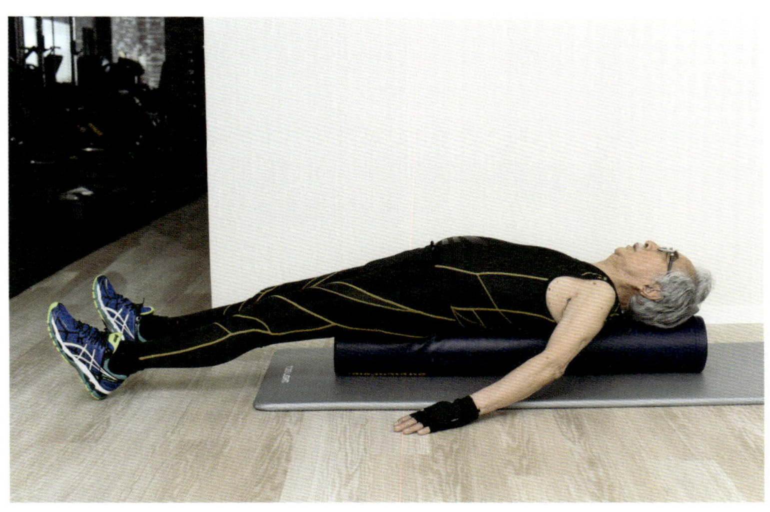

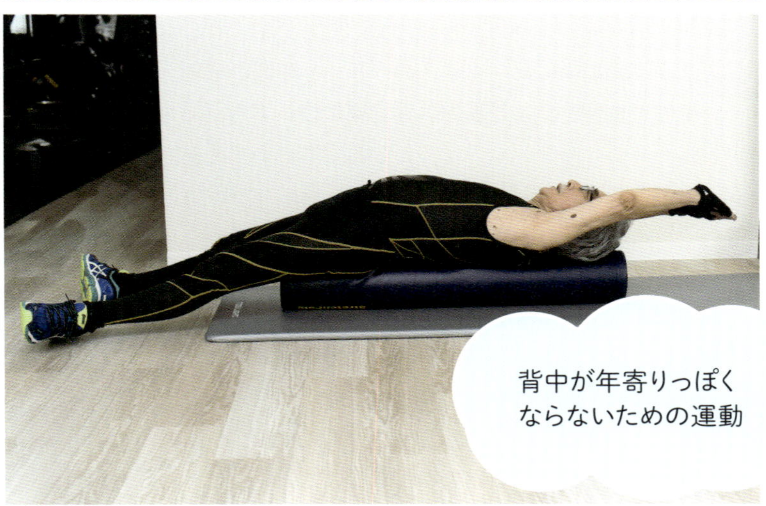

コラム

筋トレでも「大村崑」であり続ける

岩越亘祐（いわごえこうすけ）（RIZAPトレーナー）

RIZAPでトレーナーをしています。

崑さんとの出会いは、2018年です。崑さんが86歳の時でした。

奥様と一緒に入会された崑さんは、ジーンズのウエストが入らなくなってしまったポッコリお腹と、ソロソロと足を引き摺（ず）るようになってしまう歩き方を気にされていました。私が担当しているお客さんの中でも最高齢でしたし、当時すでに86歳でしたから、年齢相応と言っても誰も異論はなかったと思います。

トレーニングを始めた当初はご本人も、これが自分にどんな変化をもたらすのか、半信半疑なところがあったのでしょう。そこまで乗り気ではなかったものの、いざ始めてみると、目の前のことに取り組む集中力には、やはり役者としてのプロ意識を感じました。しばらく経つと、身体が動かしやすくなったり、ウエストや歩き方にも変化を感じ、筋トレの効果を実感されたのか、前向きに楽しみながらトレーニングに取り組んでいただけるようになりました。

トレーニングの最中には、崑さんのドラマや映画の表舞台のお仕事についても、その準備や練習といった裏方のお仕事についてもたくさんお話を聞かせてもらいました。そこで感じたのは、どの場面においても崑さんの高い熱量が変わらないということです。どんな場所でも〝元気ハツラツ〟の「大村崑」であり続ける。それが長年にわたって芸能界を渡り歩いてきた崑さんの凄みだと感じました。この熱量はもちろん筋トレでも全く変わりません。

崑さんの姿をみていると、筋肉はもちろん大事なのですが、何事にも強い気持ちで挑んでいくチャレンジ精神が何より大事なのだと感じます。最近ではトレーニングを始めた当初より、ますますお仕事が忙しい様子が伝わってきます。90歳を超えても仕事が増え続けているのですから驚きです。何歳からでも挑戦することに、遅い、早いということはないと、つくづく思います。

自宅でできる筋トレ

誰もがジムに
通えるわけではありません。
もちろん機器を使わず、自宅でも
充分なトレーニングができます。

メニュー

1 スクワット

2 腕立て(膝立て)伏せ

3 鎌田式かかと落とし

4 フロントランジ・バックランジ

5 小物を使った筋トレ

1
スクワット
3回×3セット

自分の体重を
持ち上げる時よりも、
沈み込むほうが太ももの
筋肉が伸びて、
筋力アップにつながる

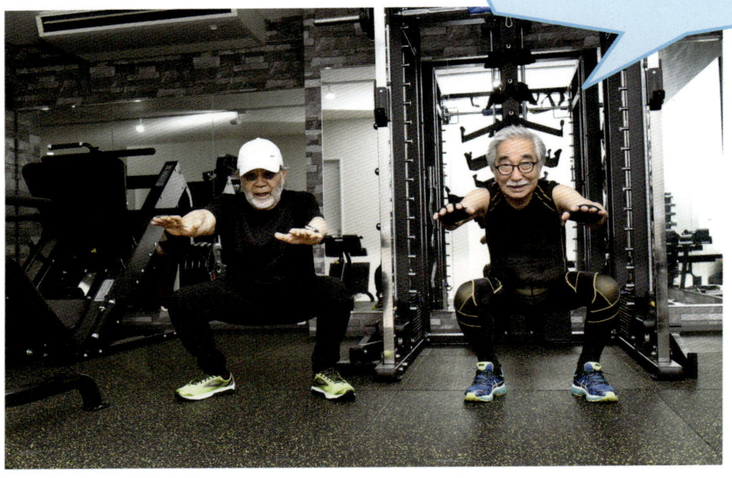

①ゆっくり深く8秒かけて沈み込む

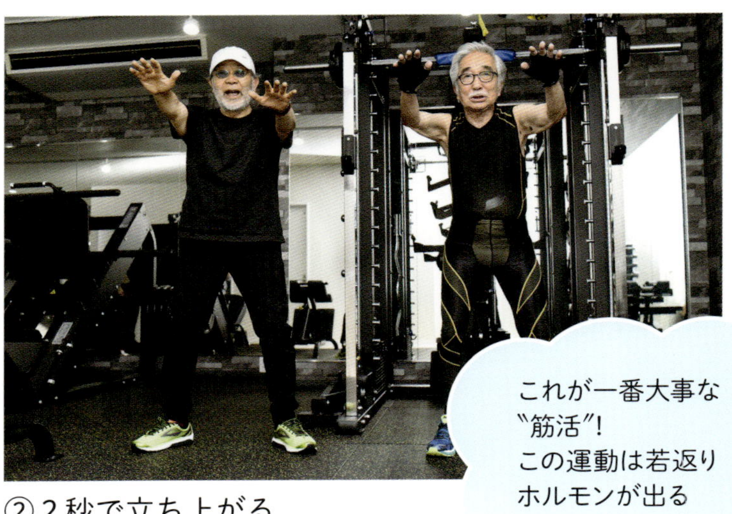

②2秒で立ち上がる

これが一番大事な
〝筋活〞!
この運動は若返り
ホルモンが出る

2
腕立て（膝立て）伏せ
10回×１セット

元気な人は腕立て伏せに挑戦

膝立て伏せでも効果は充分。
台を使い、膝をついて
腕を屈伸させる

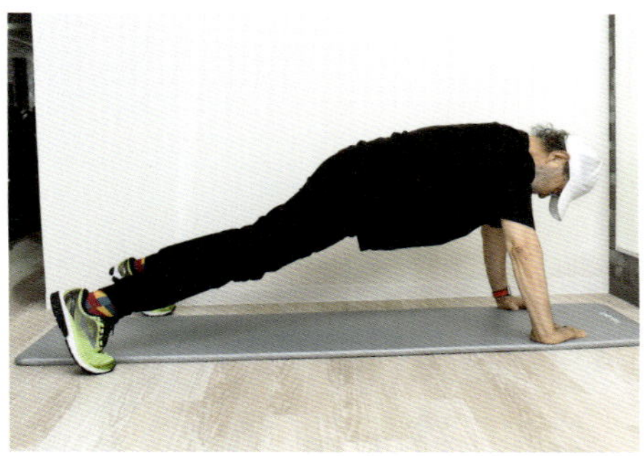

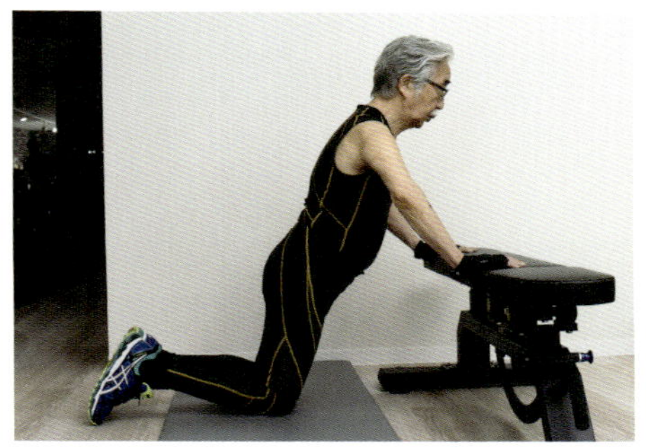

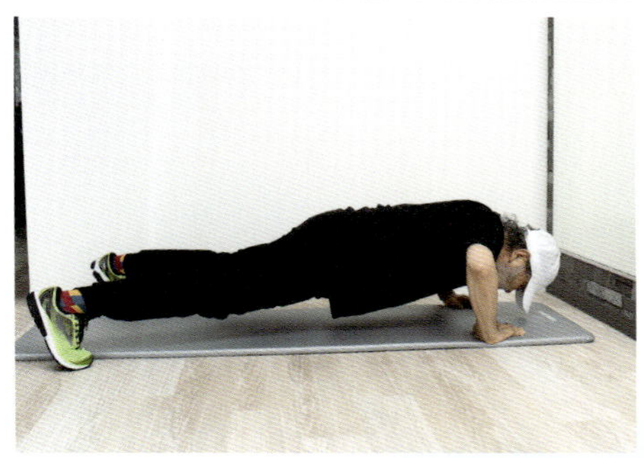

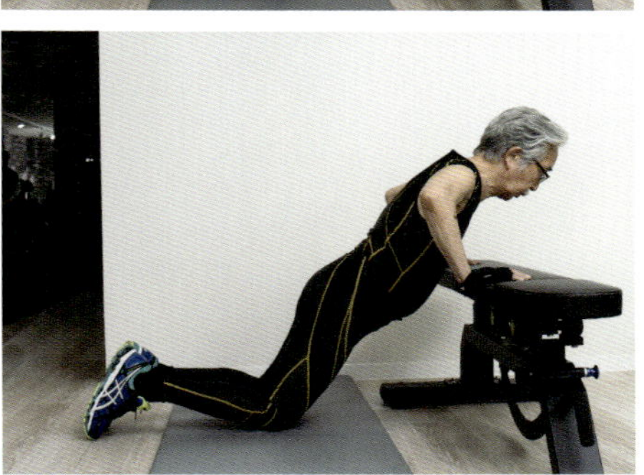

大胸筋が強化され、胸の厚さが増し、
かっこよくなる。ペットボトルやビンの
蓋が開けやすくなる

3
鎌田式かかと落とし

10回×３セット

①転倒防止のために
手は何かにつかまる。
つま先をゆっくり上げる。

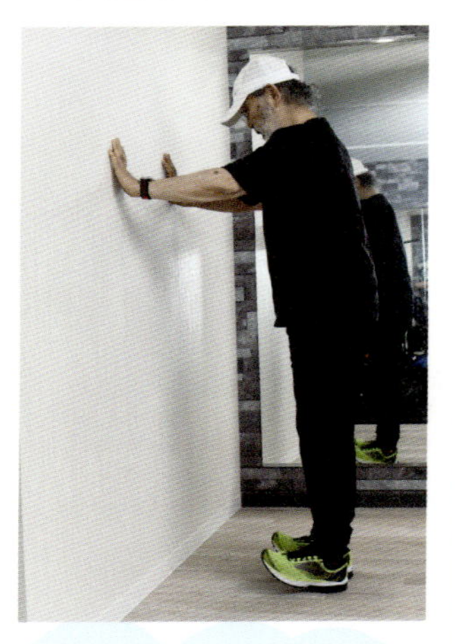

向こうずねの
筋肉強化で転倒予防

②つま先を下げたあと、
かかとをゆっくり上げる。

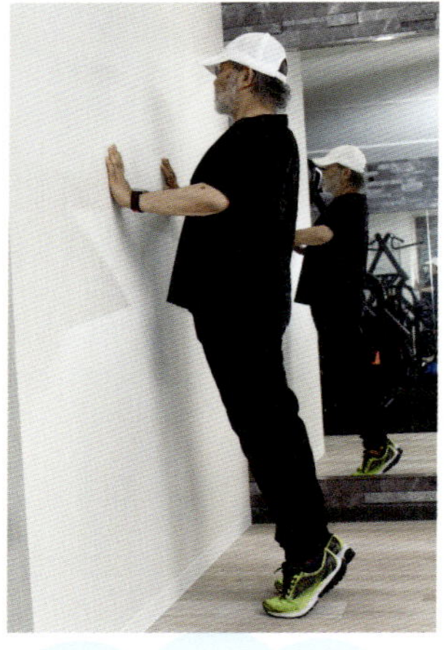

ふくらはぎの血管の
ゴースト化を防ぎ、
血管を若返らせる

③トンッとかかとを
落とす

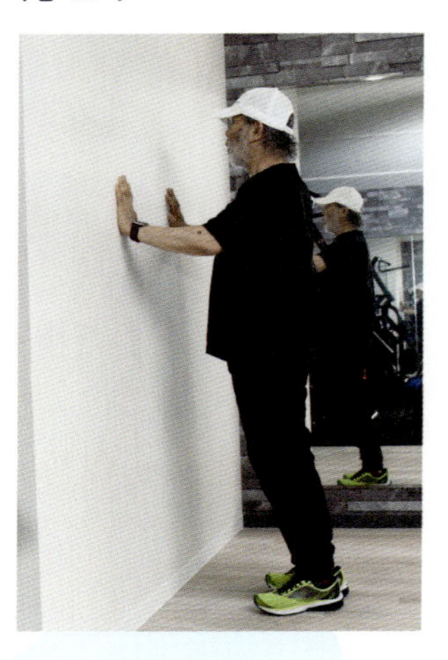

骨を強くする

4
フロントランジ・バックランジ

各10回×２セット

フロントランジ

①まっすぐ立った状態から右足を１ｍほど前に出して沈み込む。
②ゆっくり元の姿勢に戻り、今度は反対足を同様に。

バックランジ

①まっすぐ立った状態から右足を後ろに出して沈み込む。
②ゆっくり元の姿勢に戻り、今度は反対足を同様に。

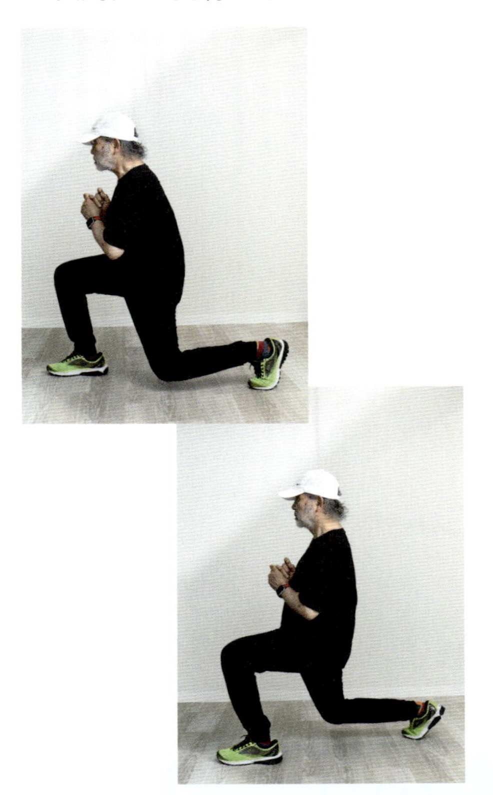

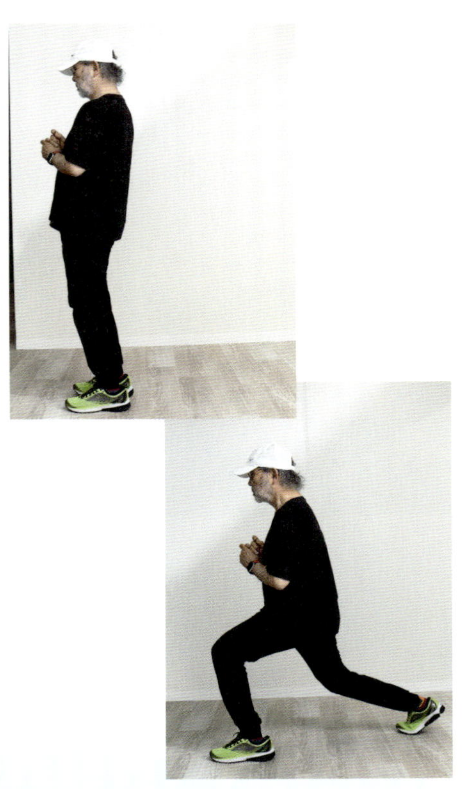

マイオカインという筋肉作動性物質が血圧と血糖値を下げてくれる

5
小物を使った筋トレ

3回×3セット

ゴルフボールを足の指でつかむ

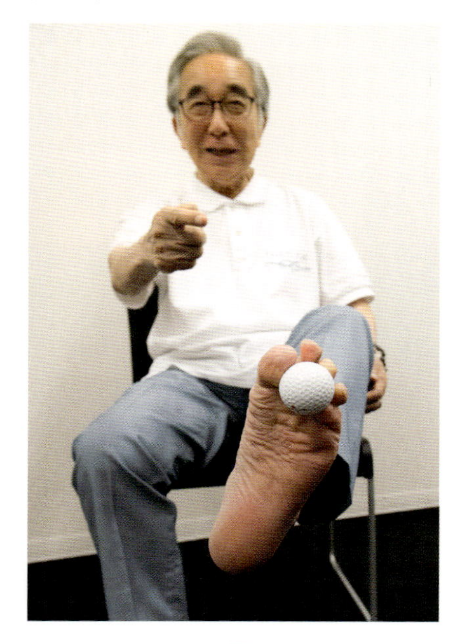

転倒予防になる

ゴムチューブを横に伸ばして腕を鍛える

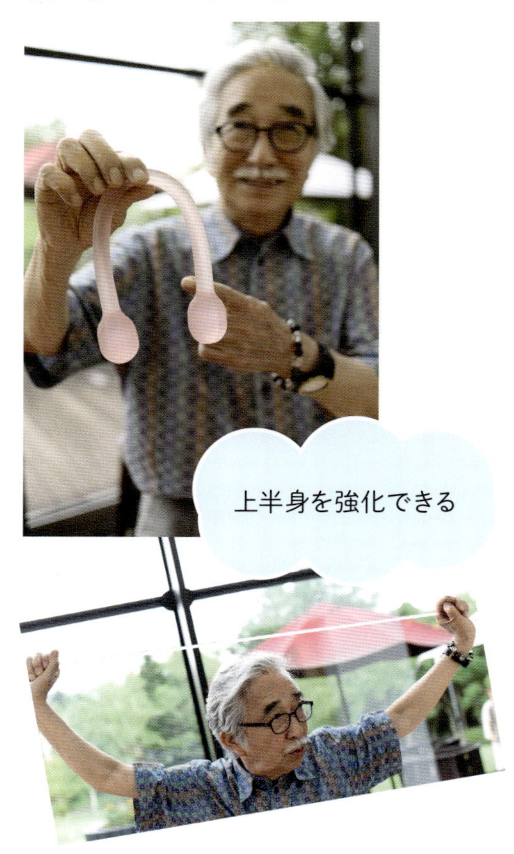

上半身を強化できる

※ゴムチューブは量販店の
健康器具コーナーなどで売っている

第2章

尿漏れをどう防ぐか

——骨盤底筋群を鍛える

鎌田　ここでは、崑ちゃんと〝おしっこの話〟をしたいと思います。歳を重ねてくると、大きな悩みの一つになってくるのが、尿に関する問題です。

大村　以前、こんなことがありました。女優の杉村春子さんと一緒に『風子』というドラマをやったときのことです。杉村さんが座長で、僕が副座長。収録前に楽屋で話しているときに、僕がみんなを笑かすでしょ。そしたら杉村さんが〝崑ちゃん、やめて。本番前に笑わされたら困るから〟って言うんです。何が困るんやろうと思って聞いたら〝ちびるのよ〟って（笑）。あの大女優が皆の前で〝ちびる〟って言うんです。

鎌田　中高年の女性には多いんです。加齢に伴う尿失禁には、おおむね三つの種類があります。

①腹圧性尿失禁…おなかに力が入った時に尿が漏れてしまう。咳、くしゃみ、大笑い、重いものを持った時などに漏れることが多い。

②切迫性尿失禁…急に尿がしたくなり、我慢できずに漏れてしまう。自律神経の乱れが関係していることがある。面接やスピーチ等、緊張する時に多い。人によっては水の音を聴くと尿意をもよおすこともある。

③溢流性尿失禁…自分で尿を出したいのに出せない、でも尿が少しずつ漏れ出てしまう。膀胱がいっぱいになっても、排出する筋肉が弱くて出しきれない人に多い。

杉村さんはひょっとしたら腹圧性尿失禁で悩まれていたのかもしれませんね。ところで崑ちゃんは骨盤底筋群って知っていますか？　お尻の骨盤の内側からネットのようにに伸びる筋肉があるんです。加齢によってこの筋肉が緩んでくると、くしゃみをした瞬間とかに、尿が漏れてしまう。とくに女性は出産を経験すると、この骨盤底筋群

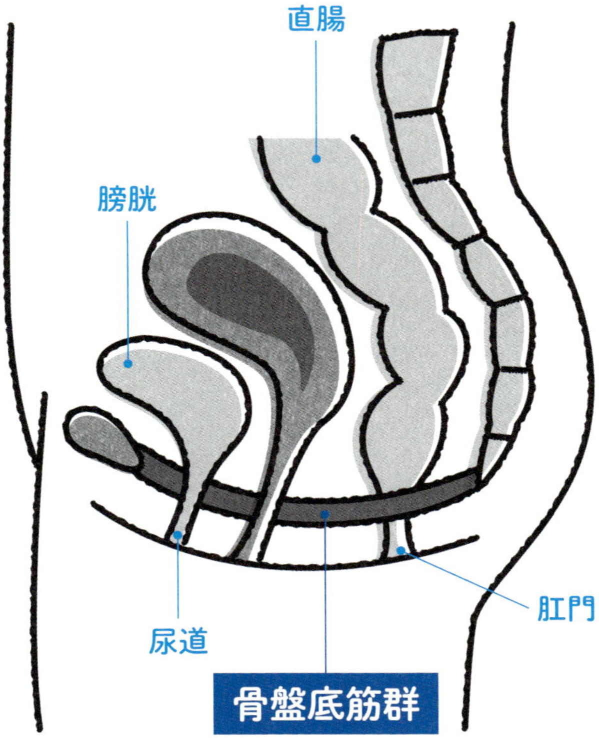

が緩みやすくなるんです。崑ちゃんは九十三歳だけど尿漏れとかありませんか？

大村 うん、僕はない。旅先に行くときには念のため二つか三つぐらいカバンにパンツを余分に入れていますが……(笑)。使ったことはないです。

男女それぞれに多い尿失禁とは

鎌田 女性に割合多いのは腹圧性尿失禁で、男性に多いのは切迫性尿失禁なんです。さっきおしっこしたばかりなのに、一時間か二時間経って急にまたしたくなってしまう。崑ちゃんはこれもないですか？

大村 それもない。

鎌田 すごい！　優秀ですね。

大村 映画館で長い映画を観ている間でも、女房は途中で行ったりするけど、僕は行きません。

鎌田 夜中に寝ている間にトイレに起きたりは？

大村 行っても一回ですね。

鎌田 それはすごいですね。

大村 じつは僕は睡眠時無呼吸症候群で、その治療をする前は、夜中に三、四回くらい

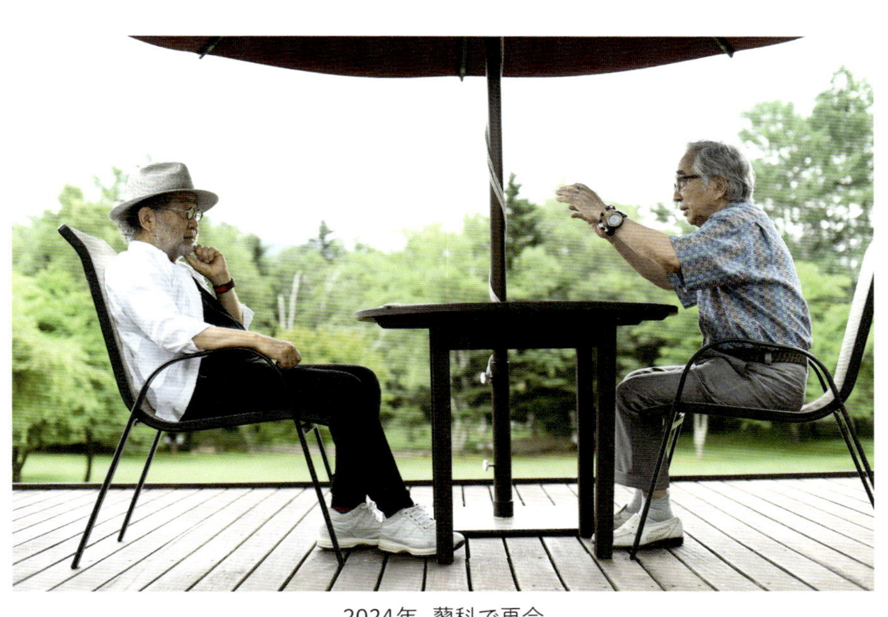

2024年、蓼科で再会

はトイレに起きていたんです。ちびったりはしなかったけど、トイレに行く回数が多かった。するとどうしてもCPAP(シーパップ)睡眠不足になるんです。CPAP（シーパップ）（持続陽圧呼吸療法）という無呼吸の治療器を使うようになってからは、すっかり減りました。

鎌田　睡眠が深くなっているから、あえて行かなくて済むようになったんだね。昼間だったら、だいたい何時間おきにおしっこに行きますか？

大村　六時間ぐらいじゃないかな。

鎌田　それは大したものですね。おしっこの間隔は四時間あればいいと言われていて、膀胱をふくらます力があるっていうことなんです。

大村　六時間ってなぜわかるかとい

うたら、僕はメモ魔なんです。いつご飯を食べて、何をして、何時に寝たか全部書いて、ベッドの横に置いているんです。だから、トイレに行ったら、何時に行ったって、そこまで書くんですよ。それで計算してみたらだいたい六時間おきにトイレに行っている。

どんな尿失禁対策でも鍛えるのは骨盤底筋群

鎌田 どんな尿失禁についても骨盤底筋群を強化することで、改善できるんだけれども、どうやって鍛えるかというと、肛門をギュッと締めるっていう感覚ってよく言われます。崑ちゃんもできますか?

大村 これはね、ジムのトレーナーがよく言うんですよ。お尻締めてって。

鎌田 ああ、すでにやっているんだね。崑ちゃんにはそれが結構効いているのかもしれないな。

大村 僕はよく相撲を観にいくでしょ。それで休憩時間になって、トイレに行列ができて並ぶと、たまにおしっこが終わったなと思ってチャックを上げながら便器から離れようとしたおじさんが、またおしっこに戻るのを見かけるんです。なんやこの人みたいな目で見てしまうんやけれども、あれはきっとおしっこが全部出ていないんだね。

鎌田　崑ちゃん、鋭いですよ。それは溢流性尿失禁っていうんだけども、これも男性に多いんです。男性の尿道って女性に比べて長いんですが、若いときには尿道に溜まったおしっこを全部出し切ることができるけど、歳をとると全部おしっこを出し切ることができずに、残ったまま一回終わっちゃうんです。すると、残っているのが後々ムズムズして、これをどうしても出したくて、もう一回行ってしまうんです。

大村　僕はこの年齢にしては、おしっこの悩みはあんまりないから、最近は同じような高齢の人には、「どうぞ、あそこ空いたよ」って譲ってあげるんです。

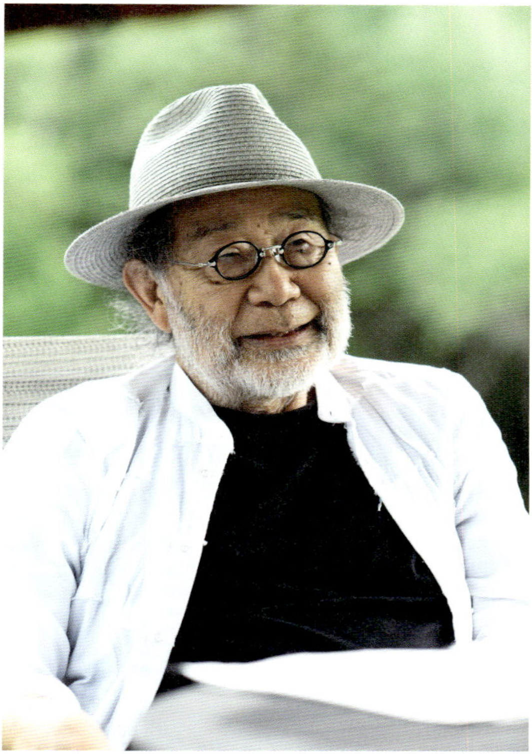

鎌田　優しいですね。腹圧性でも切迫性でも溢流性でも、尿失禁対策のために鍛えるのは骨盤底筋群なんですよ。だから男性はペニスを持ち上げるように、女性はクリトリスを持ち上げるようにす

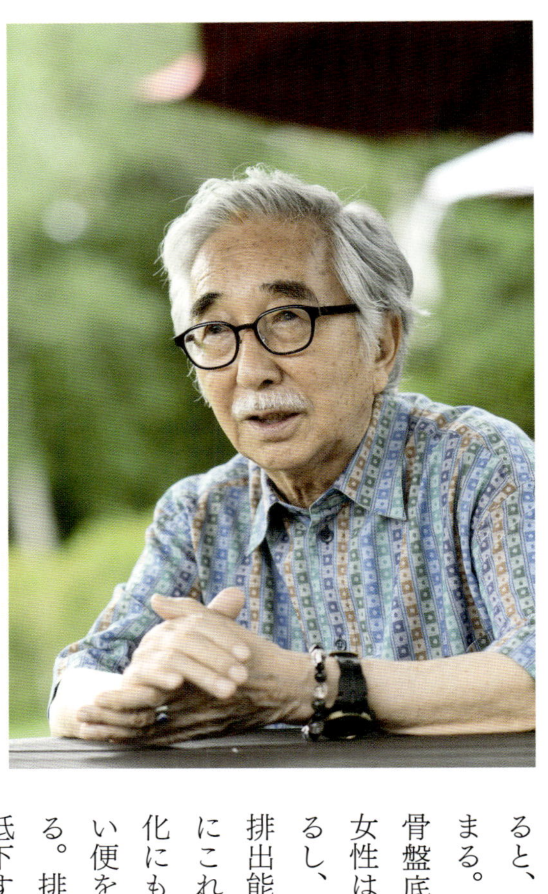

ると、肛門がギュッと締まる。これを繰り返して骨盤底筋群を鍛えると、女性はちびりが少なくなるし、男性はおしっこの排出能力が強まる。さらにこれは肛門括約筋の強化にもつながるので、硬い便を出し切る力にもなる。排便力も歳をとると低下するんですが、骨盤底筋群を鍛えることで、おしっこだけじゃなくて、うんこも排出する力がつくんです。

大村　僕も筋トレを始める前は、おしっこに行ったのに、帰り道にまたゆっくりトイレに引き返したことがありました。八十六歳からジムに通い始めて、若いトレーナーに、筋トレしながら「ここでお尻の穴を締めてください」とか言われて、最初は変なこと言うなあとか思いながらやっていましたけど、鎌田先生の話を聞いて、その効果がこういう形で出てきたわけだね。

鎌田　崑ちゃんはもうできているからいいんだけど、僕が患者さんなんかに教えるのは、息を吐きながら、肛門を意識して両手を握るんです。この動作で肛門を収縮させる。今度は吸いながら手を広げて、肛門を緩める。この繰り返しをすると骨盤底筋群が強化されます。

大村　これはわかりやすいですね。

鎌田　それから崑ちゃんの大好きな相撲でいうと、四股（しこ）も骨盤底筋群の強化にとてもいいんです。それだけでなく、四股を踏むと身体の上半身と下半身をつなぐ「腸腰（ちょうよう）筋」という筋肉が強化され、腸の動きも正常化されます。

次ページ以降で、尿失禁の対策と、骨盤底筋群の鍛え方についてまとめたいと思います。

尿漏れセルフチェック

- □ おしっこの後も残尿感がある
- □ すぐにおしっこに行きたくなる
- □ くしゃみをすると尿が漏れる
- □ おしっこを我慢できないことがある
- □ 夜中に2回以上おしっこで目が覚めることがある

一つでも自覚症状がある方は、下記へ！

STEP1. 前立腺肥大症がないか、病院で調べてもらいましょう。

STEP2. 次ページ以降のセルフケア、トレーニングに挑戦

男性のチョイ漏れ対策

排尿後の尿漏れ、尿滴下は、男性に多いといわれています。「チョイ漏れ」とか「追っかけ漏れ」といわれます。女性に比べると男性のほうが、尿道が長く、おしっこを出し切ったつもりなのに、尿道に残っており、何かの拍子にサラッと流れて下着やズボンを濡らしてしまうのです。症状のある方は、「ミルキング」を試してみてください。

〈ミルキング〉

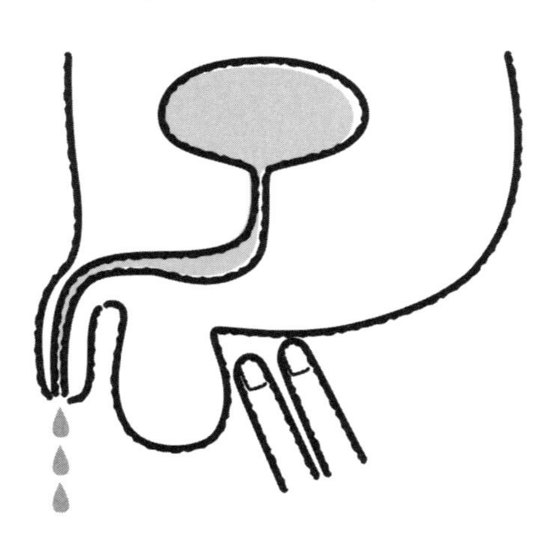

陰嚢の裏側を少しこすってあげると、尿道にたまっていた尿を出し切ることができます。ミルキングとは乳しぼりのような感覚で尿を押し出してあげることです。

すぐにおしっこに行きたくなる人の

「膀胱を広げる訓練」

膀胱の壁が硬くなって膨らまなくなってしまうと、尿を溜めることができずにすぐに尿意をもよおしてしまいます。膀胱を広げる訓練をすることによって、尿量を溜めることができるようになり、おしっこの間隔を長くすることができます。

1. おしっこに行きたくなったらすぐに行かずに**15分我慢する**
2. 15分延ばすことに慣れたら、次はさらに15分我慢する
3. 以降、徐々に15分ずつ延ばしていき、おしっこの間隔を**3〜4時間**あけられることを目指す

肛門と手の体操

骨盤底筋群のトレーニング1

①息を吐きながら
肛門を締める意識で
手を握る

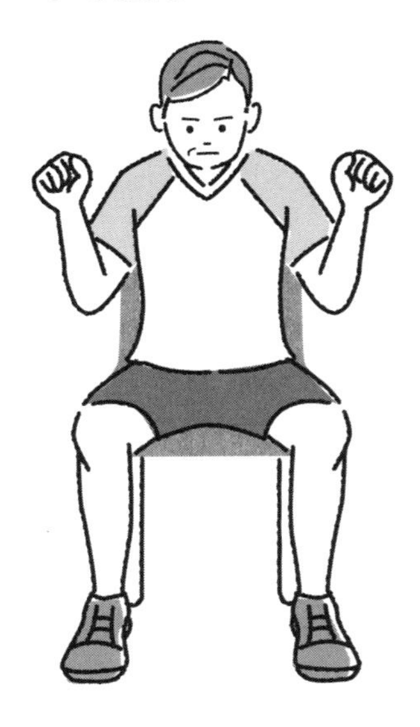

②息を吸いながら
手を開き、
肛門の力を緩める

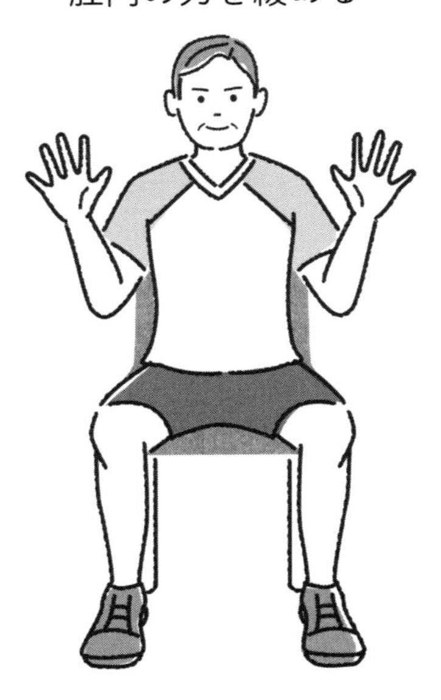

四股

10回×３セット

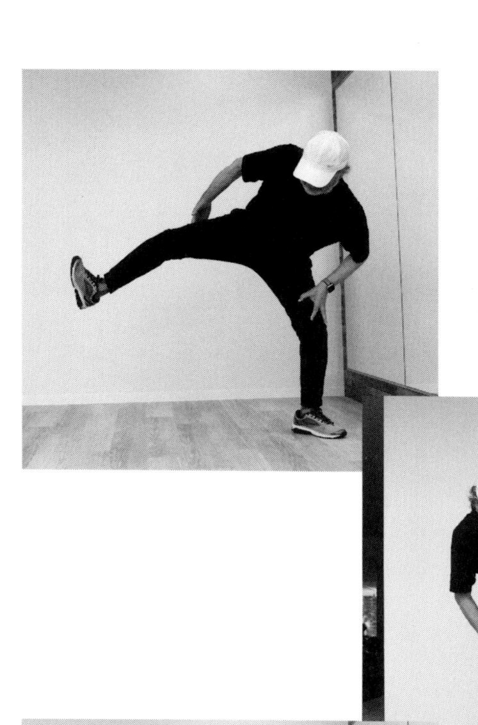

①肛門を締める意識で、3秒かけて息を吐きながら右足を上げる。

②息を吸いながら、足を落とす。この時、肛門の力も緩める。

③同じ要領で左足を上げて、落とす。

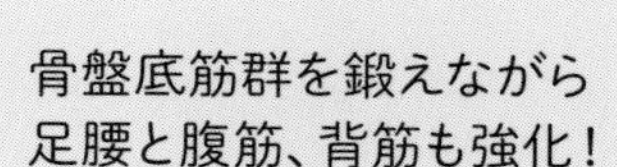

骨盤底筋群を鍛えながら
足腰と腹筋、背筋も強化！

第3章
フレイル（虚弱）チェック

超簡単フレイルチェックをやってみよう！

ここではいくつかの医療機関が出している健康指標に従って、93歳の崑ちゃんと、76歳のカマタ先生にもフレイル（虚弱）チェックを行っていただきます。ぜひ読者の皆さんも試してみてください。

1 日本版CHS基準

（出典：国立長寿医療研究センター）

2 ロコモ度テスト

❶ 立ち上がりテスト

❷ 2ステップテスト

（出典：日本整形外科学会）

1 日本版CHS基準（J-CHS基準）

2020年改訂／国立長寿医療研究センター

項目	評価基準
A. 体重減少	6か月で、2kg以上の（意図しない）体重減少
B. 筋力低下	握力：男性＜28kg、女性＜18kg
C. 疲労感	（ここ2週間） わけもなく疲れたような感じがする
D. 歩行速度	通常歩行速度＜1.0m／秒
E. 身体活動	①軽い運動・体操をしていますか？ ②定期的な運動・スポーツをしていますか？ 上記の2つのいずれも「週に1回もしていない」と回答

【判定基準】

◆3項目に該当：フレイル

◆1～2項目に該当：プレフレイル

◆該当なし：健常（ロバスト）

1 日本版CHS基準

大村崑さんの場合

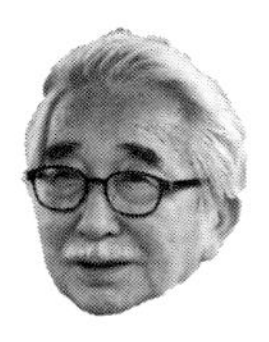

A. 体重減少→**該当なし**

B. 筋力低下→**握力測定＝22.5kg**
（男性は28kg以上が基準）

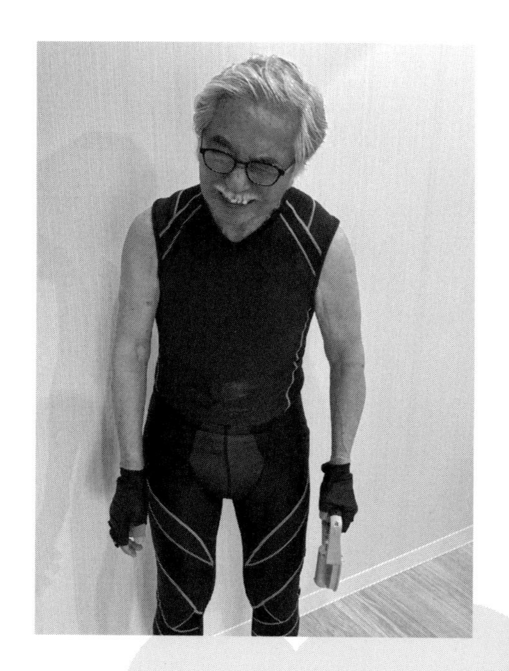

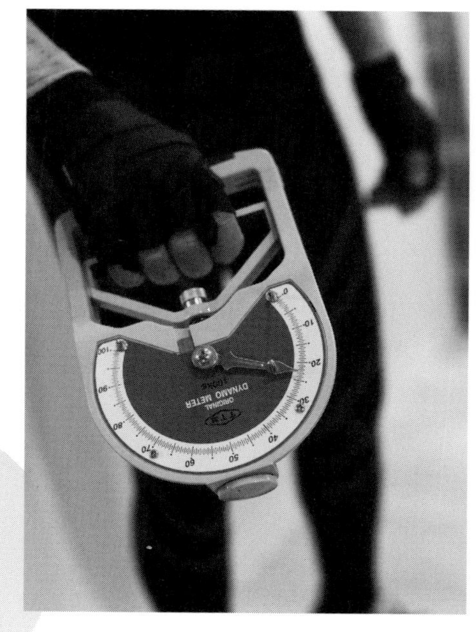

見てください。力んでいる顔
がステキです。93歳ですよ。
これで十分すごい！

C. 疲労感→**該当なし**

D. 歩行速度→**通常歩行速度を測定**
ここでは10mの歩行スピードを測る→**6秒53**
（10mを10秒以内で歩けると健常）

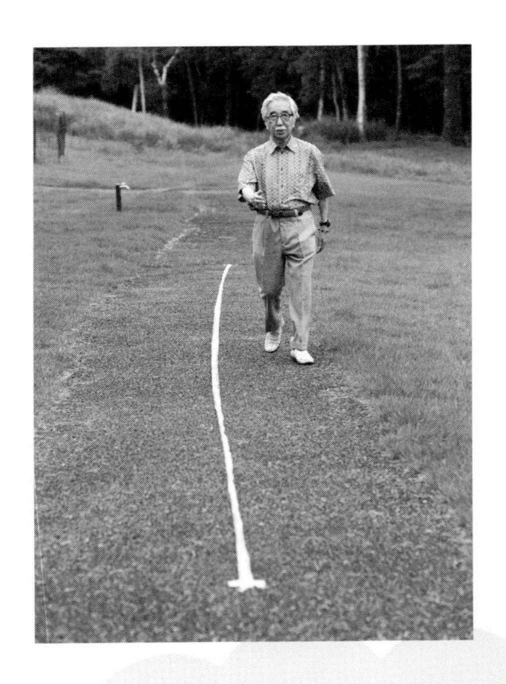

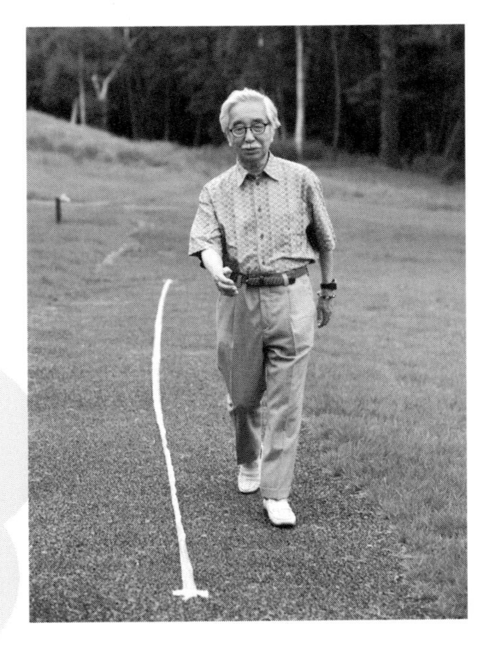

初めてのテストは9秒65でしたが、もう一度やりたいという要望があり、なんと6秒台。崑ちゃんは負けず嫌いで、チャレンジ精神旺盛。これが老化のスピードを緩めていると思います！

E. 身体活動→**週に2度の筋トレ**
毎日自宅で自重筋トレ
（器具を使わず、自分の体重を使った
スクワットやランジなどの筋トレ）

大村崑さんは、
「日本版CHS基準」での評価は、
該当項目1つ（Bの握力低下）で、

「プレフレイル」

判定は「プレフレイル」になりましたが、93歳という年齢を考えると健康度満点をあげたい気持ちです。崑ちゃんすばらしいです！

1 日本版CHS基準

鎌田實さんの場合

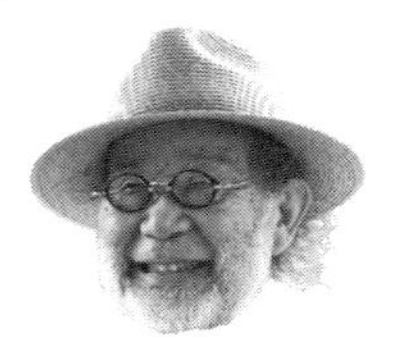

A. 体重減少→**該当なし**

B. 筋力低下→**握力測定＝29.5kg**
（男性は28kg以上が基準）

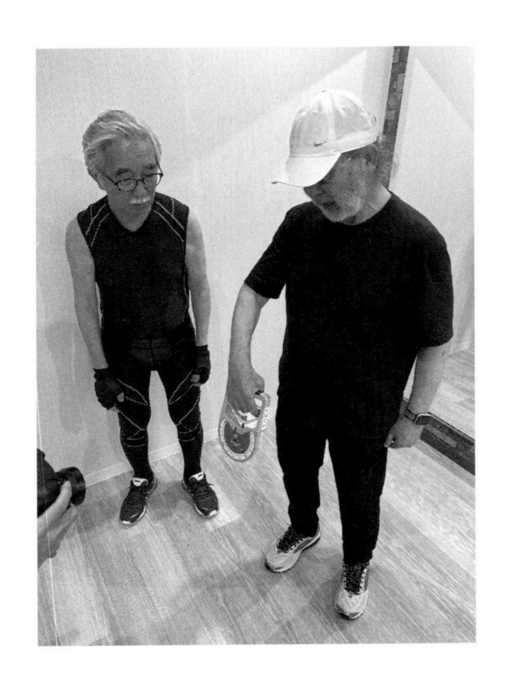

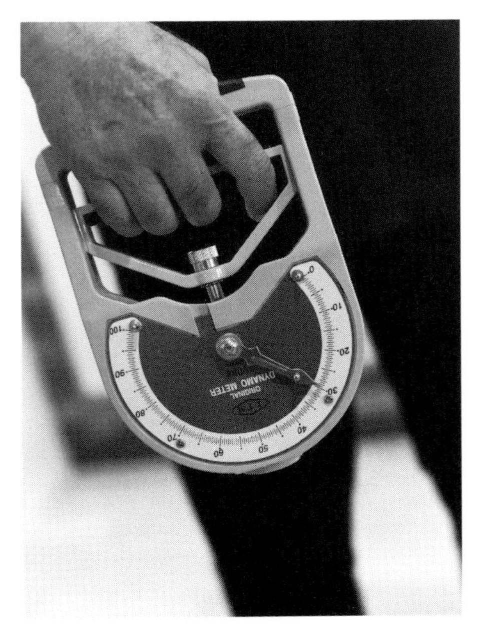

C. 疲労感→**該当なし**

D. 歩行速度→**通常歩行速度を測定**
ここでは10mの歩行スピードを測る→**7秒65**
（10mを10秒以内で歩けると健常）

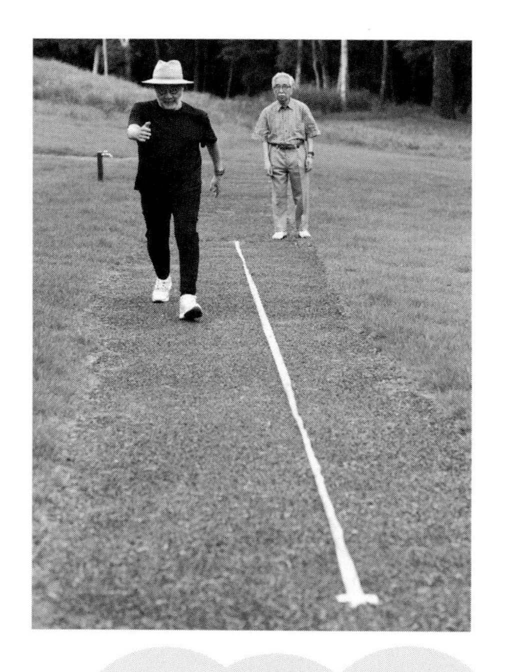

認知症予防のため5年前から早歩きや幅広歩行をしていたのでこれは楽々！

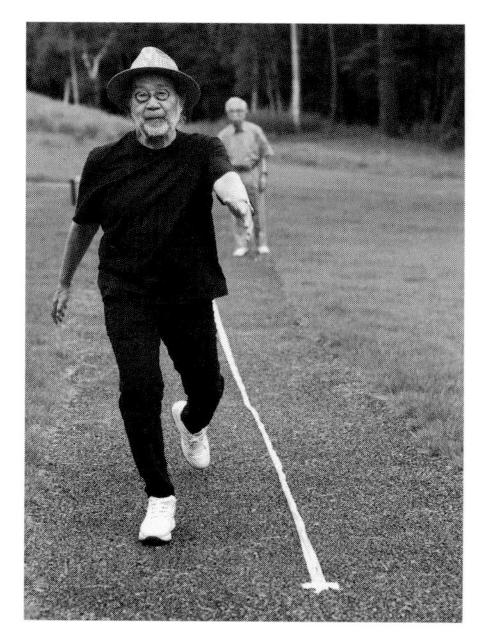

E. 身体活動→**週に2度の筋トレ**

鎌田實さんは、
「日本版CHS基準」での評価は、
該当なしで、

「**健常**(ロバスト)」

フレイルチェックは正常でしたが握力がギリギリですので今後は握力を強化します。握力と寿命はつながっているという研究もあるので、鎌田はここを気をつけていきます

2 ロコモ度テスト ❶立ち上がりテスト

方法

台は40cm、30cm、20cm、10cmの４種類の高さがあり、両脚または片脚で行います。

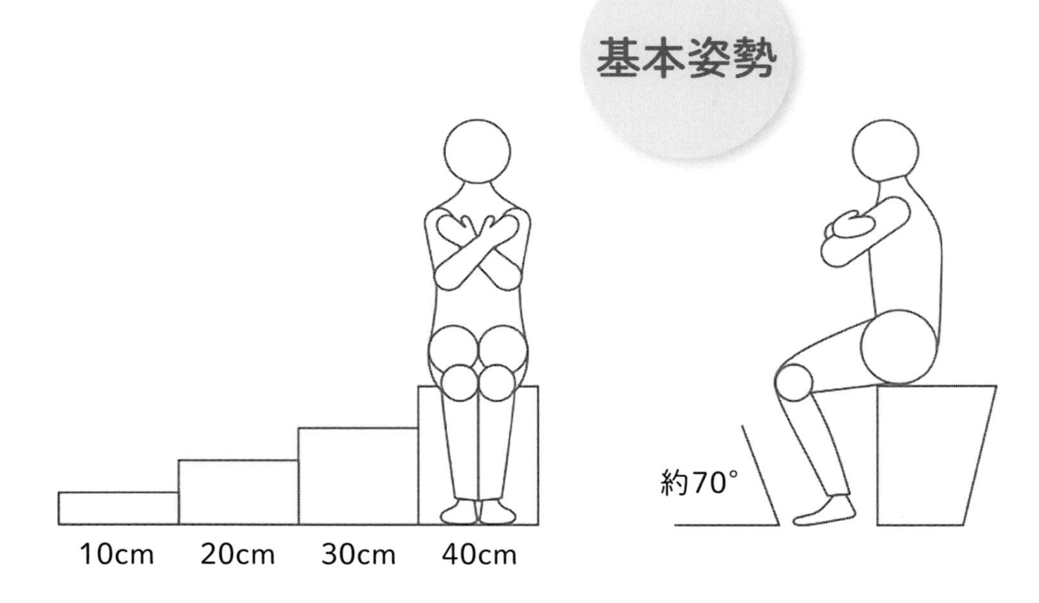

反動をつけないために
胸の前で腕を交差させる

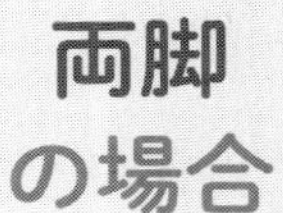
両脚
の場合

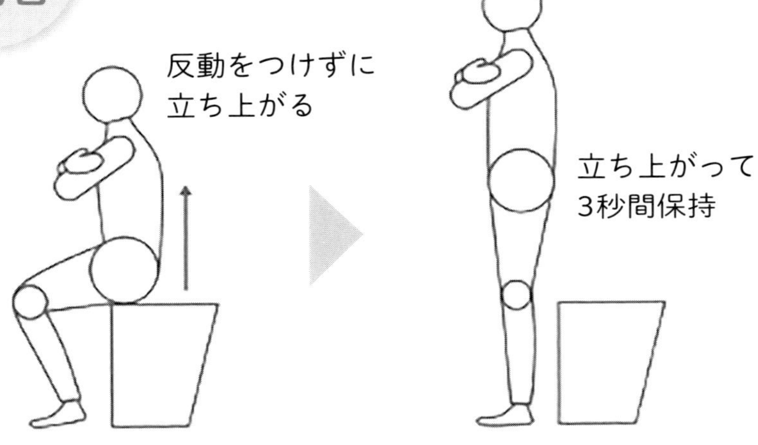
反動をつけずに
立ち上がる
立ち上がって
3秒間保持

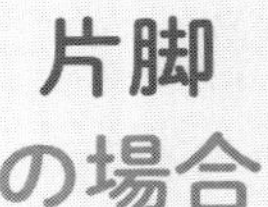
片脚
の場合

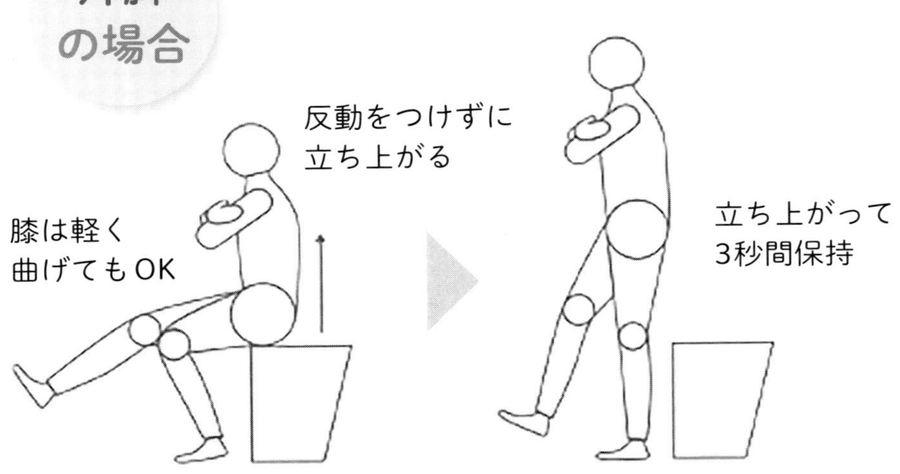
反動をつけずに
立ち上がる
膝は軽く
曲げてもOK
立ち上がって
3秒間保持

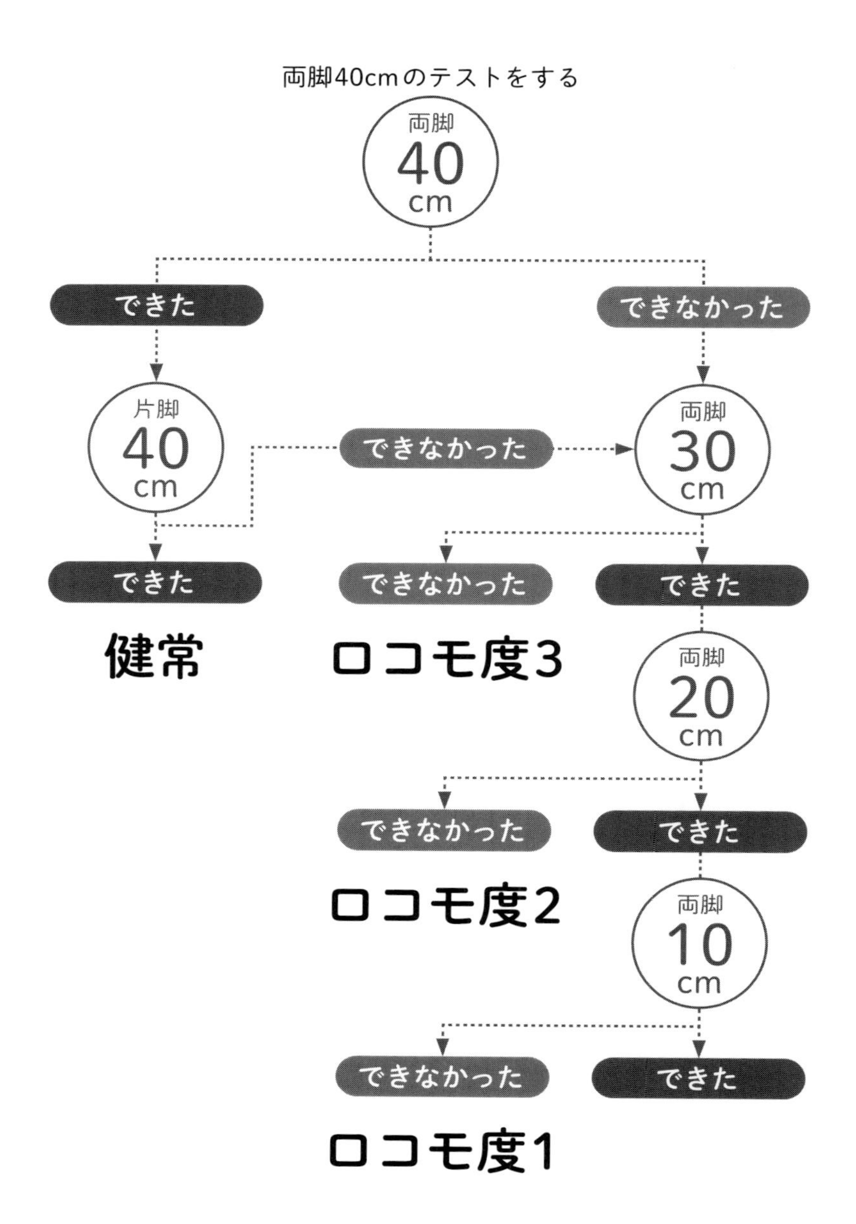
両脚40cmのテストをする
両脚
40
cm
できた
できなかった
片脚
40
cm
できなかった
両脚
30
cm
できた
できなかった
できた
健常
ロコモ度3
両脚
20
cm
できなかった
できた
ロコモ度2
両脚
10
cm
できなかった
できた
ロコモ度1

ロコモ度 1

移動機能の低下が始まっている状態。

筋力やバランス力が落ちてきているので、運動を習慣づける必要があります。また、十分なタンパク質とカルシウムを含んだバランスの取れた食事を摂るように気をつけましょう。

ロコモ度 2

移動機能の低下が進行している状態。

自立した生活ができなくなるリスクが高くなっています。特に痛みを伴う場合は、何らかの運動器疾患を発症している可能性もありますので、整形外科専門医の受診をお勧めします。

ロコモ度 3

移動機能の低下が進行し、社会参加に支障をきたしている状態。

自立した生活ができなくなるリスクが高くなっています。特に痛みを伴う場合は、何らかの運動器疾患を発症している可能性もありますので、整形外科専門医の受診をお勧めします。サルコペニアという加齢性筋肉減少症の可能性があるので、タンパク質をしっかり摂って、筋活をしましょう。

※簡単に目安がわかるように少しアレンジを加えています

2 ロコモ度テスト ❶立ち上がりテスト

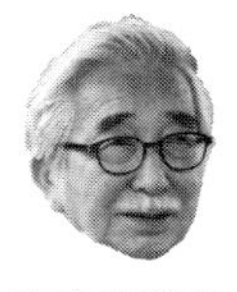

大村崑さんの場合

40cm両脚 → ○
40cm片脚 → ×

30cm両脚 → ○
20cm両脚 → ○
10cm両脚 → ×

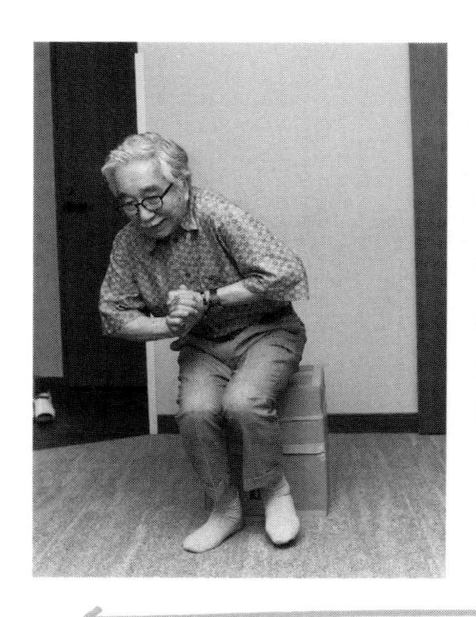

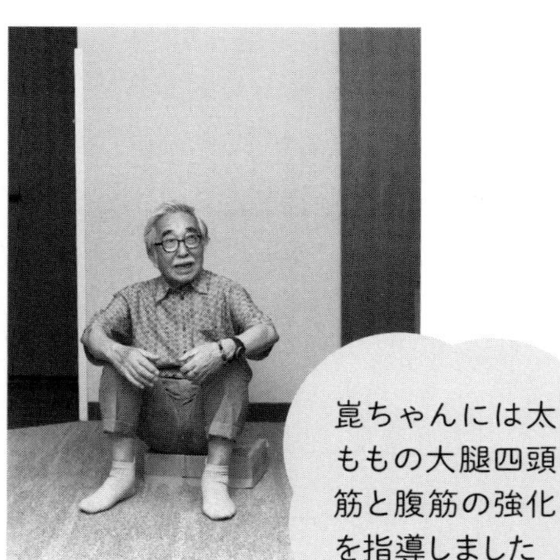

崑ちゃんには太ももの大腿四頭筋と腹筋の強化を指導しました

結果：**ロコモ度 1**

（66ページの図で判定します。40cmのイスから片脚で立ち上がれず、10cmのイスから両脚立ちができませんでした）

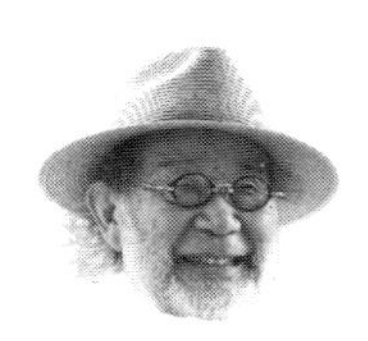

鎌田實さんの場合

40cm両脚 → 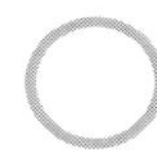　　40cm片脚 → 

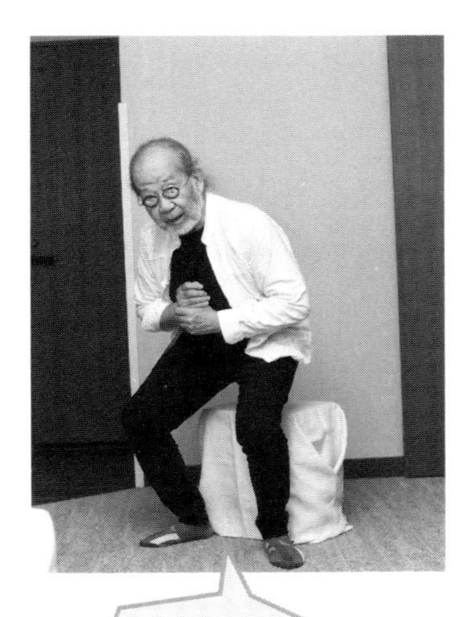

両脚立ちは
ユウユウ

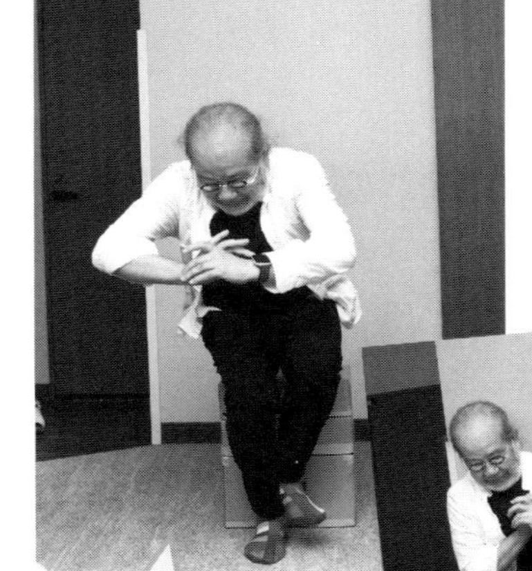

片脚立ちは
やっとクリア……

脚力だけでなく
腹筋や背筋も
身体の保持に必要

結果：**健 常**

（これは難しい……スレスレの健常です）

2 ロコモ度テスト ❷ステップテスト

方法

1. スタートラインを決め、
両足のつま先を合わせます。

2. できる限り大股で2歩歩き、両足を揃えます
(バランスを崩した場合は失敗とし、やり直します)。

3. 2歩分の歩幅(最初に立ったラインから、
着地点のつま先まで)を測ります。

4. 2回行って、良かったほうの記録を採用します。

5. 次の計算式で2ステップ値を算出します。

2歩幅(cm)÷身長(cm)=2ステップ値

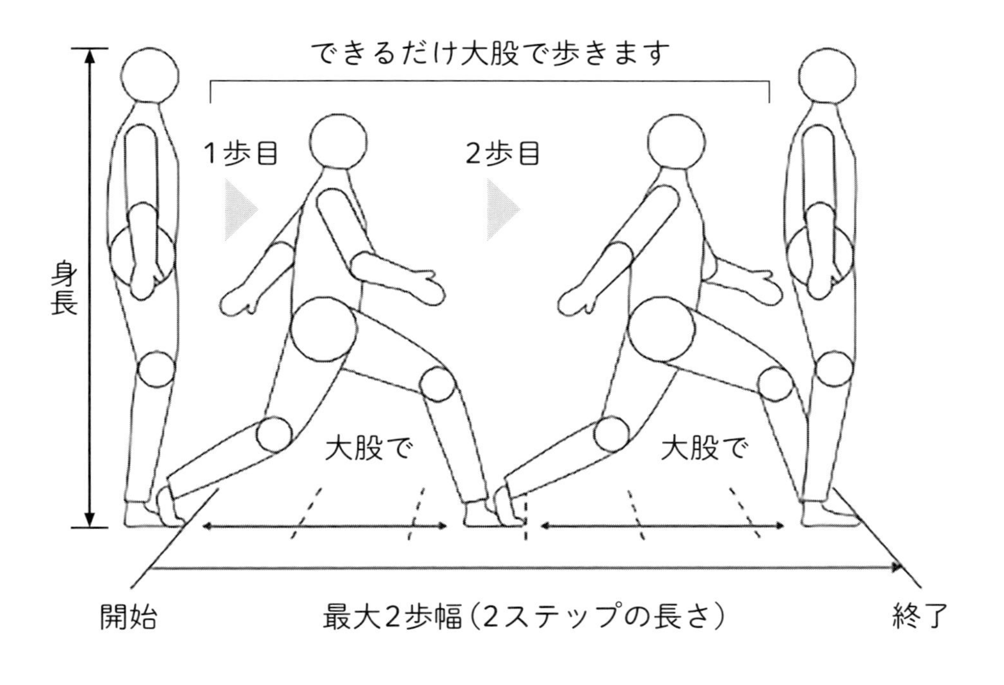

ロコモ度1　2ステップ値が1.1以上1.3未満

ロコモ度2　2ステップ値が0.9以上1.1未満

ロコモ度3　2ステップ値が0.9未満

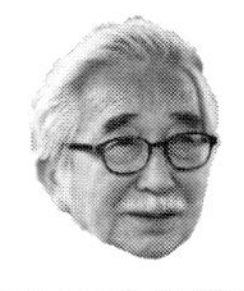

大村崑さんの場合

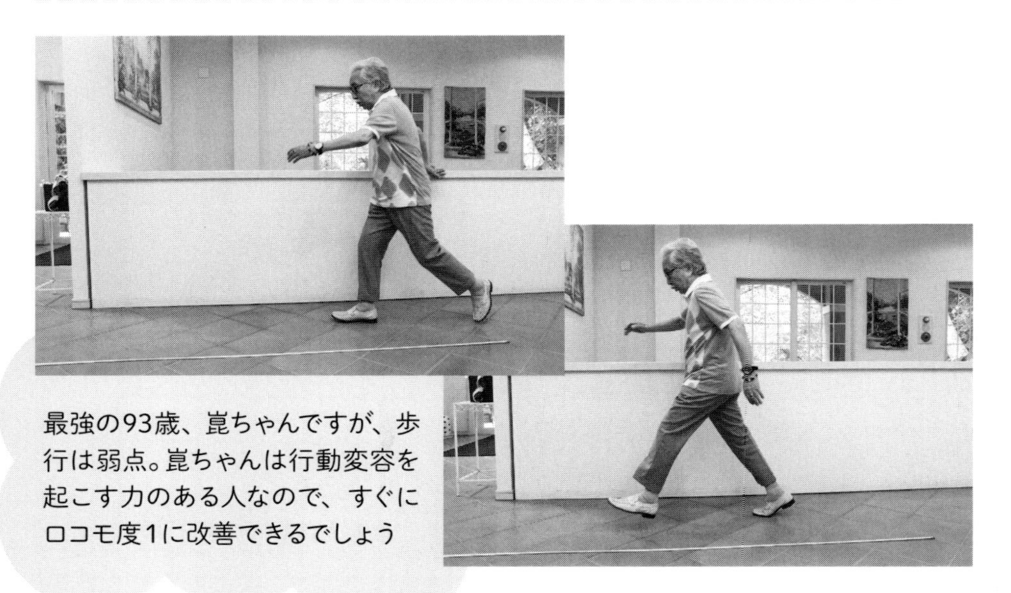

最強の93歳、崑ちゃんですが、歩行は弱点。崑ちゃんは行動変容を起こす力のある人なので、すぐにロコモ度1に改善できるでしょう

2歩幅（174cm）÷身長（160cm）＝1.09

結果：**ロコモ度 2**

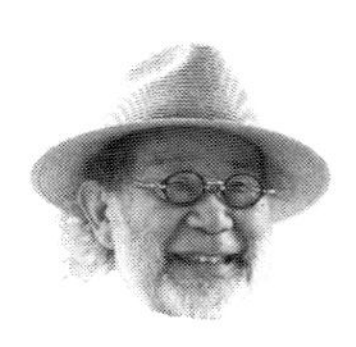

鎌田實さんの場合

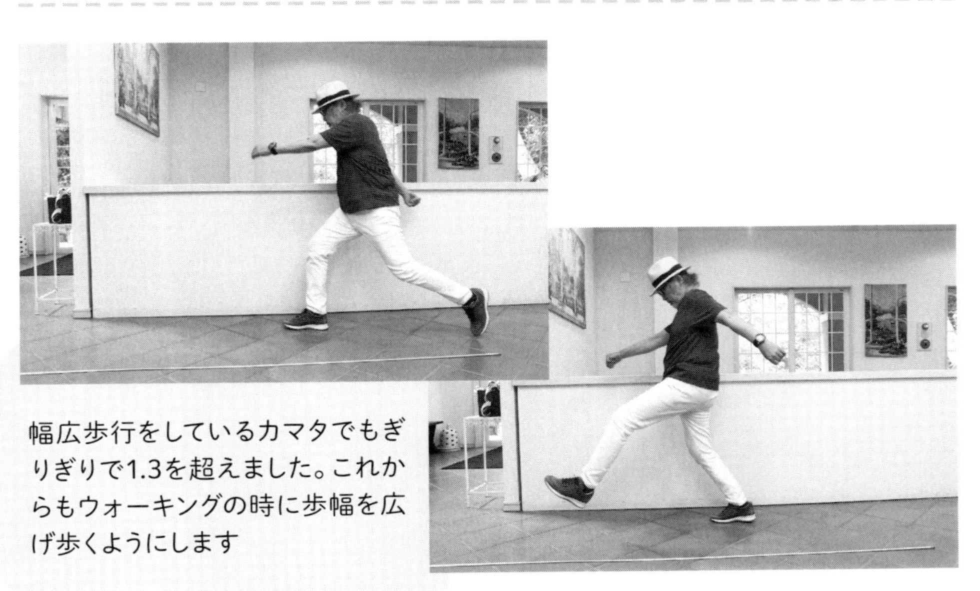

幅広歩行をしているカマタでもぎりぎりで1.3を超えました。これからもウォーキングの時に歩幅を広げ歩くようにします

2歩幅（219cm）÷身長（168cm）＝1.30

結果：**健 常**

コラム

3つのフレイルを防ごう！

鎌田 實

崑ちゃんのように90歳の壁を元気に越えていくために大事なことは、フレイル（虚弱）にならないことです。フレイルには3つあります。筋肉のフレイル、口腔フレイル、社会的フレイルです。

崑ちゃんは86歳から筋トレに目覚めました。トレーニングを始めると、褒められて嬉しくなる。するとドーパミンという物質が脳内で分泌されます。ドーパミンは快感ホルモンといわれ、崑ちゃんはこれをうまく利用したのです。もっと褒められたいと思って、運動に積極的になる。そうするうちに、筋肉がついて、開けられなかったペットボトルの蓋も、難なく開けられるようになった。筋肉のフレイルを防ぐことに成功したのです。

口のフレイルはとても問題です。108ページの資料を見てください。誤嚥性肺炎で1年間にこんなに多くの人が亡くなっているのです。驚きでしょう。

喋ることはとても大事です。歌うこともいいです。109ページにパタカラ運動というのを紹介しました。口腔フレイルを防ぐには、口を動かすことが大切です。崑ちゃんは、ブロッコリーをたくさん時間をかけて咀嚼して、飲み込んでいます。これが口腔フレイルの予防になっています。

3つ目のフレイルは社会的フレイル。要するに社会との接点が減るとよくないのです。出版社からこの本の依頼があったとき、僕が忙しかったために、崑ちゃんは自分の足で大阪から東京経由で僕の住む長野県にきてくれました。じつに軽やかです。外出に億劫（おっくう）にならないことが大事です。できるだけ図書館に行ったり、美術館に行ったりして、社会的フレイルを防ぎましょう。

最近は料理に挑戦している男性も多くなりました。新しい挑戦は、前頭葉（ぜんとうよう）を刺激して、認知症を予防することができます。前頭葉が刺激されると、物事の判断力が良くなります。駅で駅員さんに怒鳴り散らしている高齢者の人をたまに見かけます。前頭葉が老化すると、すぐにキレやすくなってしまうのです。

第４章
老化のスピードを緩める食事法

鎌田　崑ちゃんは、最近シニアマンションに転居したと聞きました。シニアマンションとは、自立した生活が送れる一方で、医療施設やレストランや娯楽設備などのサービスが充実している高齢者向けの分譲マンションのことですね。どうしてシニアマンションに住もうと思ったんですか。

大村　昔は大きい家に住んでいて、子どもを育てながら、亡くなった両親も最後はそこで一緒に暮らしていたんです。それから両親を看取って、子どもたちも独立してしまったら、女房と二人で住むには大きすぎて管理が大変だった。だから、マンションに移り住んだのです。ところが、このマンションも多世帯向きのつくりで、今はそんな多世帯で住むような家族が少ないんです。だから、出ていく人はいたんだけども、入ってくる人がいなくて、最終的には、住んでいるのが僕らだけになってしもうたんです。そうなるとセキュリティ上、誰もいないのは怖いじゃないですか。「大村崑はあのビルの中に女房と二人でおるで」なんて知られたりしたら、今の世の中怖いから。

そういうわけで、いまのシニアマンションに引っ越しました。ここには病院もあるし、レストランも大浴場もあるし、映画館などもあるんです。三五〇人ぐらいが入居していて、そのうちの三分の二が高齢者ですね。

鎌田　なるほど。住民の人たちとはおしゃべりしたり、ご近所付き合いがあるんですか。

大村　レストランが楽しいですよ。丸いテーブルもあるし、長いテーブルもあるし、一人で食事することもできれば、大人数で食事することもできる。そのときの好きな形を選ぶことができるんです。同じ住人の人から呼ばれて一緒に食事をすることもあるし、僕らが反対に呼ぶときもあります。

鎌田　賑(にぎ)やかそうでいいですね。ところで今日、崑ちゃんと過ごしてわかったことがあります。崑ちゃんは、カメラを向けられているときとか、誰かが見ているときになると、急に変わりますよね。

最初に会ったときなんかは、この人倒れるんじゃないかなと思うぐらいヨロヨロ歩いているように見えたけど、いざ撮影が始まると、姿勢がピンとして、ものすごい速さで歩いたり……。

大村　僕は喜劇人だから、人に見られるとスイッチが入ります。

鎌田　今住んでいるシニアマンションでは、いろんな人がいるから、その人たちの目があると結構「大村崑」を演じているんじゃないですか?

大村　それはそうかもしれません。先生、すごいですよ。もうみんな腕を握りにきますからね。仕事先に向かうタクシーを待たせてあって、もういかなあかんのに、握られたままで。やっと「タクシーを待たせてるからごめんね」って言って離れたと思ったら、また次の人たちがワーッってやってきて……。

大相撲での珍事件

鎌田　二〇二四年の七月二十二日の大相撲名古屋場所では、崑ちゃんがニュースになって注目を集めましたね。溜席（土俵の目の前の席）で観戦していた崑ちゃんのところに、正代関がすごい勢いで土俵から落ちてきて、危うく潰されそうになりました。幸い崑ちゃんが座っていた場所が少しズレていて事なきを得ましたが、マンションに帰ったらたいへんだったんじゃないですか。テレビ観たよって。

大村　たいへんだった。ほとんどの人がテレビを観てるからね。テレビの中の渦中の人が颯爽と帰ってくるわけでしょ。それ見て、元気な人やねってたくさん言われましたよ。

やっぱり僕は喜劇人やから、ドアを開けるまでは家でヨタヨタしてても、ドアを開けた途端にチラッと人影が見えたら、胸張って、「こんにちは」「おはようさん」とかって挨拶せなあかんという意識が働きますね。

鎌田　じゃあ崑ちゃんにとってそういう目があるってことはいい環境ですね。

大村　そうそう。先生がいうように、人に見られているときの大村崑はしっかりして

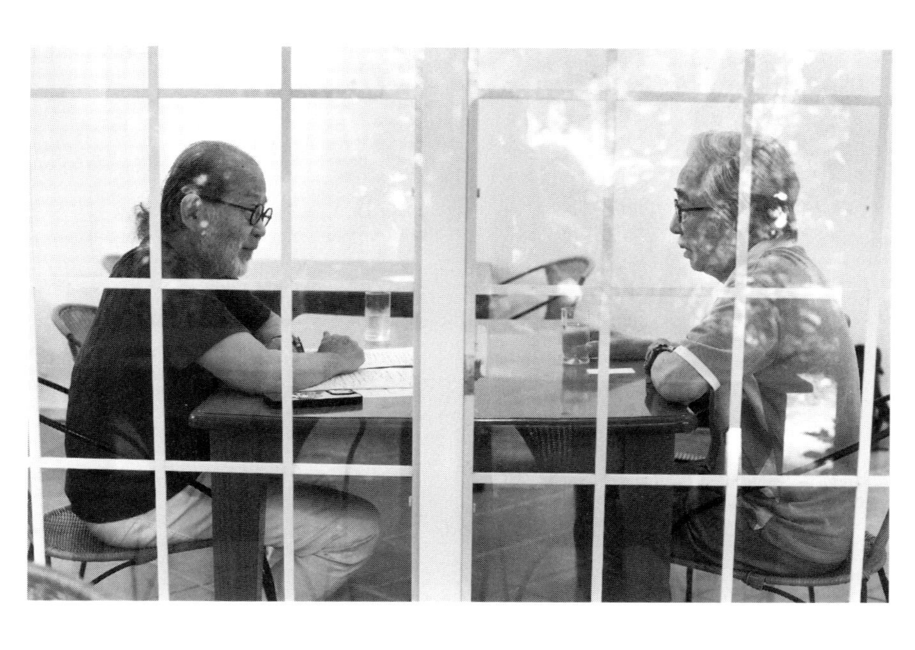

るけど、そうじゃないときはヨタヨタしています。（笑）

鎌田　今回の本のテーマは老化のスピードを緩める習慣です。崑ちゃんは八十六歳でジムに通い始めて、筋トレによって劇的に元気になっていくわけだけども、八十代で一度はヨロっとしかかっていたのに、九十歳の壁を越えて逆に元気になっていった。これは崑ちゃんが老化のスピードを緩めたともいえると思うんです。僕も同じような経験をしていて、七十代に差し掛かる前まではいろいろな病気をして弱っていたんだけれども、筋トレを始めたり、生活習慣を見直して、今では心身ともに一番充実しています。だからここでは、年齢を重ねて老化が進み、認知症やフレイル（虚弱）になってしまう人と、老化のスピードを緩めて、七十代、八十代の壁を元気に越えていく人の習慣の違いを、崑ちゃんと語り合いたいと思います。

大村　先生、それはやっぱり筋トレのおかげやと思います。ジムに通い始めて、若いトレーナーに教えてもらいながらトレーニングすると、すごく褒めてくれるんです。僕は役者をやっていたから、人のマネをすることが商売なんです。例えば医者でも、板前でもその所作を細かく観察して、パッと覚えて実演する。だからこれをやれって言われたことは比較的早く覚えて実践できるんです。だからジムでも、トレーニングをすぐ覚えてできるようになると、「崑さんはすごい」って褒めてくれるんですよ。九十歳を超えても、褒めてもらえるのは嬉しいもんですね。

鎌田　どんな役がくるかもわからないから、おのずと観察眼が磨かれて、いつも好奇心旺盛なわけですね。

大村　そう。今日も鎌田先生に褒めてもらいたくて、先生の本をたくさん読んで勉強してきました。それでこのところずっと先生を見てて思ったんですが、先生も〝大村崑〟を意識してるんちゃうかなと思って……丸い眼鏡とか。

鎌田　ハハハ！　確かにそうかもしれない。（爆笑）

「皆さん、うんこは浮いてますか」

大村　ところで鎌田先生と会うと必ず思い出すのが、初めてお会いしたときのことです。NHKの「鎌田實　いのちの対話」というラジオ番組の公開生放送で共演したんですが、本番が始まる前に、それぞれが使うマイクのテストをするんですね。ホールに集まった一〇〇〇人のお客さんを前になんでもいいから話してくださいと言われて、僕なんかは「元気ハツラツの大村崑です」って言って。ところが鎌田先生が何を言ったかというと「皆さん、うんこは浮いてますか」って。これには笑ったね。

鎌田　よく覚えていますね。

大村　つまり野菜をよく食べて腸内環境がいいと、うんこは浮くっていうのを説明してくれたんですが、いまだに僕は用を足した後に便器を覗(のぞ)いて、うんこが浮いてたら、必ず鎌田先生のことを思い出すんですよ。そういう記憶に残って、人をいい方向に導く言葉を、鎌田先生はよく生み出されていますよね。

鎌田　トイレで思い出してくださって、ありがとうございます。(笑)

大村　やっぱり医師の言葉って人に大きな影響を与えると思うんです。あるとき女房が、間質性肺炎(かんしつせいはいえん)を患(わずら)って痛みに苦しんでいたんです。ある病院にかかって、医師に

「この痛みは一生治りません。ですから一生辛抱してください」って言われて、泣きながら帰ってきました。ところが、その病気に詳しい別の医師に診てもらったら、「あなたは軽傷です。心配することはない。ちょっと痛みがあるけど、これは仕方ない。今世界中で研究が進んで、これを完治させる薬が開発されつつあるから、それを楽しみに生きてください」って声をかけてもらって、女房がすごく元気になっていました。

鎌田　そうなんです。心と身体はつながっている。

老化の原因

鎌田　まず、医学的な見地からいうと、老化を進める原因には、体内で起こる「糖化（とうか）」という現象があります。糖化とは、体内のタンパク質と糖がくっついてしまうことで老化物質が発生する現象を言います。また糖化は、体内の〝焦（こ）げ〟とも表現されて、甘いお菓子やジュースを多く摂ることで、糖化を引き起こします。崑ちゃんは喉（のど）が渇いたときに、水かお茶かジュースか缶コーヒー、どれを選びますか。

大村　僕はジュースはあまり飲まない。水を飲むことが多いです。

鎌田　それはいいですね。ジュースや炭酸飲料には、ものによっては角砂糖が一〇～

一五個入っています。だからジュースや炭酸飲料を毎日飲むのは、老化を早めてしまう要因になるのです。

大村　自宅にはペットボトルの水がおいてあるんだけど、筋トレを始める前までは、蓋（ふた）を開けることができなくなってしまっていたんです。九十歳を超えると、そんなことができなくなるんです。たとえば、シャツの袖口（そでぐち）のボタンの留め外しとか。だからお手伝いさんにお願いしてやってもらっていたんだけど。今は握力をつけるために、掌（てのひら）の下に新聞を敷いて片手だけで丸めるトレーニングをしたりして、ペットボトルの蓋も開けられるようになったんです。

鎌田　高齢者の場合、男性は握力が二八キロを切ったら要注意っていうふうに言われているんだけども、崑ちゃんは今日測ったら二二・五キロでした。筋トレを始める八十六歳のときはもっと低かったんじゃない？

大村　そうだったと思います。ジムに行ったときに、いろいろな体力測定をしました。

鎌田　それから、砂糖入りの缶コーヒーなんかも、たくさん角砂糖が入っていてよくないんです。動脈硬化にもつながる。

大村　僕はお酒を飲まないんだけど、ご飯を食べたあとはコーヒーを飲むんです。昔は、砂糖をたくさん入れて、ミルクも入れて、飲んだら下に砂糖が残っているほど甘くする。それが昭和の男の飲み方だったんです。ところが、そんな飲み方をしていた仲間たちが、みんな病気をして亡くなってしまったんですよ。だからある時からブラックを飲むようにして、食後には小さいアイスクリームを一つだけ食べながら、ブラックコーヒーを飲むのが今のスタイルです。

鎌田　それはいいですね。やっぱり大村崑すごい！

慢性炎症を引き起こす「酸化」

鎌田　老化の原因となる糖化の次に、高齢者にとっては「酸化」という現象にも注意しなければなりません。この酸化という現象は、糖化の〝焦げ〟に対して、体内の〝サビ〟とも言われます。体内の酸化が進むと、万病の元といわれる慢性炎症を引き起こします。酸化を防ぐには、野菜を食べることが一番と言われているんですが、その目安は一日三五〇グラムの野菜を摂ることです。崑ちゃんは、一日の野菜摂取量は三五〇グラム摂れていますか。

大村　三五〇グラム摂るように気をつけています。鎌田先生の言っていることをいつも心がけています。

鎌田　じつは野菜を三五〇グラム摂るのは意外と簡単なことではなくて、常に食事のときに「野菜、野菜」と意識しておくことが大切です。僕は、京都のある有名なうどん屋さんを参考にして、我が家にもその食べ方を導入しました。そのお店は盛りうどんが有名なんですが、盛りうどんを頼むと、別皿にキレイに盛られた野菜がついてくるんです。以来、我が家では、うどんを半玉にして、その分を野菜でお腹いっぱいにする食べ方にしたんです。

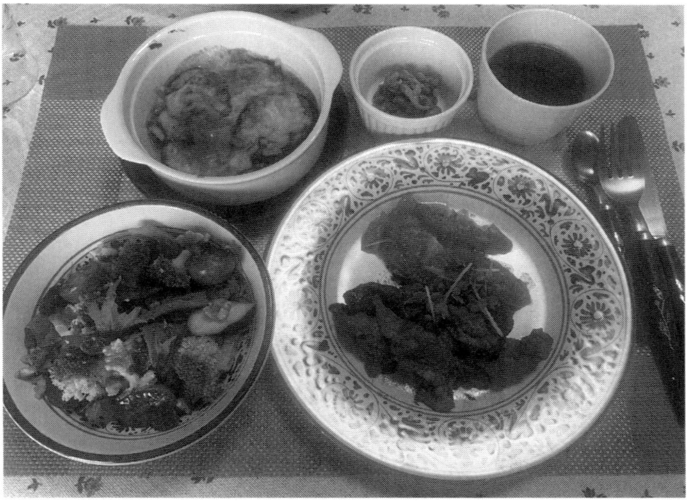

大村　先生、賢いですね～。

鎌田　筋肉をつけるためには、タンパク質が大事ですが、これはどうですか？

大村　僕と女房は肉が好きなんですよ。自宅では魚もよく食べます。

鎌田　朝にタンパク質を摂ると、筋肉をつけたり、維持するのに効率が良いので、僕は「朝タン」と言って、朝にタンパク質を摂ることを推奨しています。崑ちゃんは、なにを食べてタンパク質を摂っていますか？

大村　（スマホを見せながら）この写真を見てください。ある日の朝食兼昼食で

ある日の大村さんの食事

す。小豆を炊いた汁、納豆、ナスのラザニア、ブロッコリーたっぷりのサラダ、豚肉を炒めたものなどです。

鎌田　朝食に豚肉、タンパク質がたっぷりでいいですね。僕は高野豆腐を勧めているんだけど、崑ちゃんも高野豆腐は食べますか？

大村　食べます。

鎌田　いいですよね。タンパク質の塊なんです。それから、タンパク質が豊富なのは、カニカマです。

大村　カニカマもよく食べています。サラダに入れてもらったりして。

鎌田　カニカマや高野豆腐、納豆のことを僕は、〝タンパク質の飛び道具〟と言っています。崑ちゃんは関西人だけど、納豆は好きですか？

大村　大好き。関西ではあまり納豆を食べないと言われるんだけど、僕は子どものころ神戸に住んでいて、父親が大阪に働きにでていたんです。その父親が大阪から帰ってくるときに、よく納豆を買ってきてくれたんです。当時は神戸に売っていないから。藁で包まれた納豆で、よく食卓に並びました。

鎌田　発酵食品を食べると、腸内環境を良くしてくれて、免疫力が上がると言われています。納豆は大豆だからタンパク質も豊富で、さらに発酵しているので腸内環境も良くしてくれる優れものです。発酵したものは、ほかになにか食べるようにしていますか？　例えばヨーグルトやチーズとか。

大村　先生、僕はヨーグルトを常に食べていますよ。ヨーグルトの上に青汁をかけて、フルーツを二、三種類ぐらい添えて、食後に食べます。それを食べ終わると、ごちそうさんでしたと言うてから、トイレ走っていくんです。そこで、どーんと前の日の晩のやつが出る。

鎌田　僕はヨーグルトにブロッコリーの青汁をかけます。便通はいいですか？

大村　ものすごいいい。これはヨーグルトのおかげなんですよ。だから旅先で、ヨーグルトがないと、便通が悪くなって困るんです。

鎌田　じゃあ発酵したものは摂っているし、野菜も摂っている。キノコとか海藻はどうですか？

大村　これもサラダのなかに入れてもらったりしてよく食べます。

鎌田　やっぱり崑ちゃん、優秀ですよ。食事の内容も食べ方も。

長寿のカギを握るサーチュイン遺伝子

鎌田　多くの生物に備わっているサーチュイン遺伝子というのがあります。このサーチュイン遺伝子は、「長寿遺伝子」とも呼ばれていて、老化や寿命の制御に重要な役割を果たしているんです。サーチュイン遺伝子を活性化させるには、NMN（ニコチンアミドモノヌクレオチド、ビタミンB3からつくられる食物成分）という物質を摂ることがいいといわれています。枝豆、ブロッコリー、アボカドなどに含まれます。

大村　枝豆もブロッコリーもアボカドも全部好きですね。これもサラダに入れて食べることが多いです。

鎌田　それから牡蠣（かき）、ホタテ、レバー。これらは亜鉛も豊富に含まれていて、NMNをつくりだすのにも役立ちます。細胞が若返る働きも促進するんです。

大村　生牡蠣は駄目だけど、火を通したものは食べます。レバーなんか、焼肉にいくと、よく食べますよ。僕は焼肉に行って、みんなの分を焼いて配るのが好きなんです。

鎌田　厚生労働省のある統計で、日本人は抗酸化力のある野菜の摂取量が約六〇グラム足りていないと指摘されています。ミニトマト一個が約一〇グラムなので、六個分ぐらいが足りないということです。もちろん、ミニトマトだけで補塡する必要はありません。ブロッコリーやほうれん草、モロヘイヤ、オクラなど、緑や黄色の野菜をできるだけ摂るように心がけましょう。甘いお菓子やジュース、炭酸飲料を控え、野菜をあと六〇グラム摂って、運動することが老化のスピードを緩めるためには大事なんです。ここから老化のスピードを緩める食事法をまとめたいと思います。

老化のスピードを緩める食事法❶

老化＝糖化（体内のコゲつき）を防ぐために

Point① ジュースや甘味料を控える

Point② ヌルヌル（オクラ・納豆・モロヘイヤ・海藻）を摂取する
→ごはんと食べても血糖値スパイクが起きにくい

慢性炎症＝酸化（体内のサビつき）を防ぐために

Point① 野菜350グラムを摂る

Point② 筋トレ

Point③ ウォーキング

＊血糖値スパイク＝食後の血糖値が急上昇と急降下を起こす状態

老化のスピードを緩める食事法❷

筋肉のフレイル（虚弱）を防ぐ

もっとタンパク質を摂ろう！

一日の必要量

一般成人：50グラム
高 齢 者：60グラム

鎌田式「貯筋」のためには体重×1.2グラム

（1日65〜80グラムぐらい摂りたい）

老化のスピードを緩める食事法❸

鎌田式タンパク質換算法

鶏肉	魚
牛肉	豚肉

100
グラム

1日最低3つ

▼

各タンパク質約20グラム
1日最低3つで60グラム

＋

高野豆腐、納豆、牛乳、玉子など

朝にタンパク質を摂るとなおよい（朝タン）

老化のスピードを緩める食事法❹

細胞の若返りに必要な亜鉛を摂ろう

肌の若返り

性ホルモンの合成

精子の生成

亜鉛が豊富な食べ物

牡蠣、ホタテ、豚レバー、ナッツ、オートミール

第5章
老化のスピードを緩める生活習慣

鎌田　老化のスピードを緩めるためには、オートファジーがよいと言われています。オートファジーというのは、おおまかに説明すると、飢餓（きが）状態になると細胞が自身のなかにあるタンパク質を分解する作用のことを言います。この作用によって、細胞が若返ったり、認知症に関係するアミロイドβ（ベータ）などの有害物質が除去されると言われています。このオートファジーを引き起こすには、ご飯を食べない時間を作って、軽い飢餓状態を作ることがいいんです。夕食から次の日の朝食の間が一〇時間から一六時間ぐらい空いてると本当はいいんだけど、崑ちゃんは夕食と朝食の時間は何時になっていますか？

大村　先生、僕は一日二食なんですよ。

鎌田　やっぱりそうなんだ。

大村　平日は昼の十二時にテレビを観ながら、朝食と昼食を兼ねたブランチを摂るんです。そこは、軽食ではなく、しっかりしたものを食べます。午後は水を飲んだりするけど、夕食まで固形物は一切何も食べない。そして、夕食は十九〜二十時頃に摂ります。

鎌田　朝食を大事にしている鎌田としては、十二時に食べたとしてもこれは朝食と考えていいと思います。朝食を抜くと血糖値スパイクが起きやすく、脳出血のリスクが三六パーセント上がるというデータがあります。崑ちゃんは夕食から翌日の朝食まで、一六～一七時間くらい開いてるわけですね。これもまた科学的にみて、崑ちゃんの食事方法はオートファジーを引き起こすいい食事の摂り方ですね。

大村　今のシニアマンションのレストランでは、住民の人たちは十七時半くらいに夕食を食べ始めて、僕が十九時ごろに行ったら、もうラストオーダーをとっているんです。朝なんかは、六時頃から朝食を食べている人も多くて、皆さん朝昼晩の食事が早いんです。僕は昔から一日二食で、大体寝るのも、日付を越えた二時か三時頃です。

鎌田　それまでは何しているんですか？

大村　映画を見たり、本を読んだり、デスクを整理したり、それから郵便物の整理したりとか。やることはいっぱいあるんだけども、睡眠をしっかりとれなかったら調子を崩すので、最低でも八時間は寝ます。

鎌田　いいことですね。高齢者には、眠りたいのに眠れない人が多いんです。崑ちゃんには〝睡眠力〟があるんですよ。

寝る時の儀式

大村　中山式快癒器という全身を押圧（おうあつ）する健康器具があるのですが、これを背中の下に敷いて、CPAP（シーパップ）を装着して、電気を真っ暗に消すんです。これがいわば〝寝るときの儀式〟なんです。そうすると、スーッともう寝ているんです。

鎌田 僕も睡眠時無呼吸症候群があって、CPAPを一度試したんだけど、どうも合わなくて。主治医と相談したら、「無理しなくてもいいですよ」って言われて。それからマウスピースを作って、それを装着して寝ると、割合イビキが少なくなって、無呼吸がちょっと減るんですよ。だから同じですね。

大村 以前、新幹線の運転士が、運転中に約八分間眠り込み、二六キロ走行した後、緊急停止した事件があって、その運転士が睡眠時無呼吸症候群だったことが話題になりました。ちょうどその頃僕も、病院にかかって睡眠時無呼吸症候群の治療を始めたんです。

鎌田 やっぱりCPAPを始めてからのほうが調子がいい？

大村 もちろんです。寝る儀式だから、CPAPも中山式快癒器も全部、旅先にも持って行きます。

二人の病気自慢

鎌田 僕と崑ちゃんは、お互いに補聴器をつけています。どっちの補聴器がいいかなんて、さっき取材の合間に雑談したりしてたけど、要するに僕たちたくさん病気を持

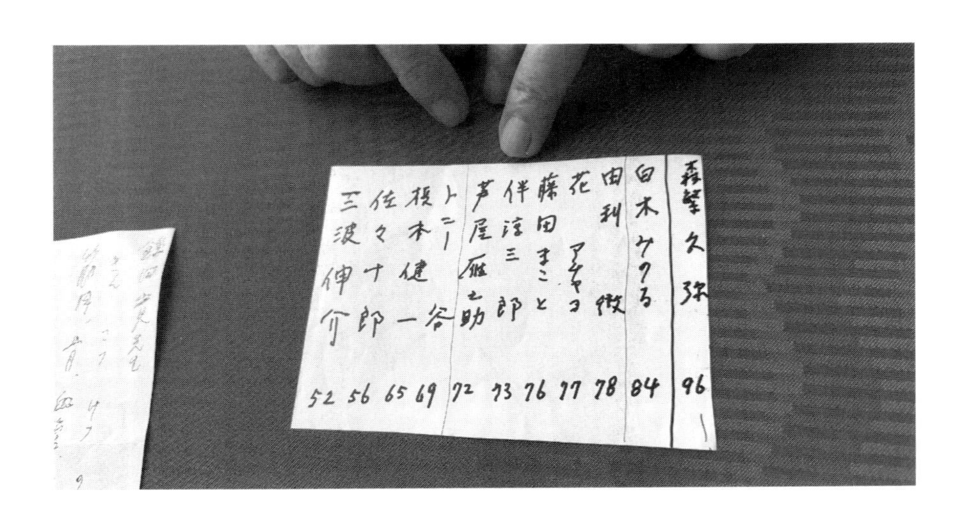

っているんだけど、病気に負けてないですよね。

大村　そうそう！　先生、そうなんですよ。病気をいっぱいしてるんだけど、それでも人生を謳歌（おうか）しているんです。僕なんかは、いろいろなところで「元気ハツラツ！　オロナミンC」なんて言っているので、早くに死んでしまって、「大村崑が早うに死んだで。元気ハツラツなんて嘘かいな」なんて言われるのは嫌です。だから一〇〇歳までは生きると決めています。

鎌田　だから崑ちゃんは人に観られていることがわかると、ギアが入るんだね。

大村　先生、これを見てください（紙を取り出す）。僕もお世話になったり、親しくしていた喜劇人が亡くなった年齢を書いたものを、自戒を込めて持っているんです。彼らの思いも背負って長生きさせなあかんと思っています。

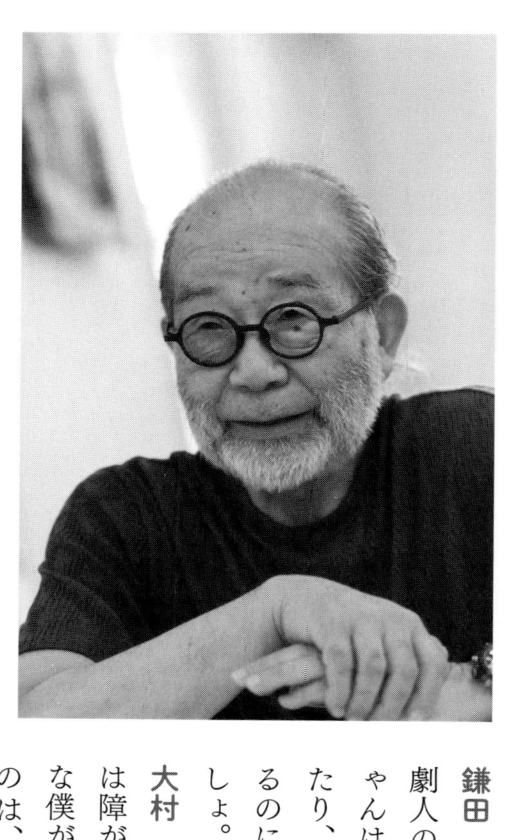

鎌田　でも、この錚々たる喜劇人の方たちの中でも、崑ちゃんは随分昔に肺を一つ取ったり、病気をたくさんしているのに長生きしているわけでしょ。

大村　そう、病歴でいうと僕は障がい者なんですよ。そんな僕がこれだけ長生きできたのは、やっぱり筋トレ、食事、睡眠なんです。朝起きなければいけない時間から逆算して、八時間睡眠が取れない時なんかは慌てて寝ますよ。

鎌田　それはすごいですね。やっぱり眠る力を持っているっていうのは一つの力なんです。生きる力と同じように睡眠力なんですよ。睡眠が身体にいいってわかってたって、みんな歳を重ねると五、六時間で目が覚めちゃう人が多いのに、崑ちゃんは眠れるっていうことがすごいと思います。

大村　例えば朝十時に起きるときは、目覚まし時計が鳴るようにしてるでしょ。ほんで鳴ったら音を止めて、そのまま五分間はまだ布団に入っているんです。この五分間がものすごく幸せなんです。

鎌田　話は変わりますが、崑ちゃんは大腸がんを患って、早期に発見できて治療できたじゃないですか。大腸がんの治療した後に再発する人と再発しない人の差で一番影響を与えているのは、「筋トレ」だっていう、医学論文が出ているんです。そもそも筋肉運動すると大腸がんそのものが少ないし、大腸がんをした後も再発する人が少ない。

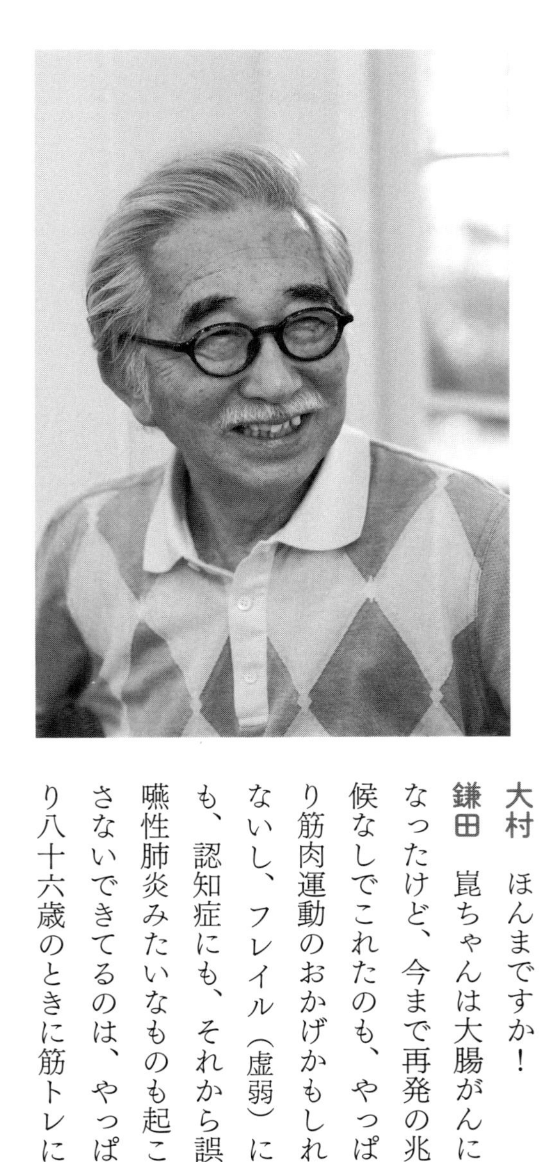

大村　ほんまですか！

鎌田　崑ちゃんは大腸がんになったけど、今まで再発の兆候なしでこれたのも、やっぱり筋肉運動のおかげかもしれないし、フレイル（虚弱）にも、認知症にも、それから誤嚥性肺炎みたいなものも起こさないできてるのは、やっぱり八十六歳のときに筋トレに目覚めたというのが大きいのではないかな。

大村　最近は、新聞を開くと、死亡欄を眺めてしまうんです。よく見ていると、六十代後半くらいから、誤嚥性肺炎で亡くなる人が増えてくるんです。ということは、そのぐらいの年齢から噛んだり飲んだりする力が衰えてくるのではないかと思うんです。

鎌田　崑ちゃん、これまた鋭いですね。まさにその通りで、口腔フレイルといって、口の中で咀嚼する筋肉や飲み込むための喉の筋肉が衰えて、誤嚥性肺炎を招くんです。

大村　だから僕はこの一〇年の間は、何かを食べるときには、右で一〇回、左で一〇回、両方でさらに一〇回、合計三〇回は噛むようにしているんです。ブロッコリーなんかは、一つ口に入れたら、六〇回以上噛まなかったら、飲み込めません。

鎌田　とても素晴らしい心がけです。崑ちゃんはタンパク質を摂るために、ブロッコリーをたくさん食べるんですよね。一日どのくらいブロッコリーを食べるんですか。

大村　一房くらい食べます。

鎌田　どう調理して食べてますか。

大村　茹でたブロッコリーを、食卓に一緒に出る煮魚の汁をつけたり、明太子マヨネーズをつけたりして食べます。

鎌田　ブロッコリーには、タンパク質が多く、骨をつくるビタミンDも多い。まさに、優れ野菜です。さらに抗酸化力があるので、第四章で触れた体内の「酸化」を防ぐにも効果があるし、カリウムも多いから血圧も下がってくるんです。崑ちゃんの血圧はいくつぐらいですか。

大村　上は１３０から１４０ぐらいです。

鎌田　崑ちゃんの年齢を考えると良い血圧ですね。八十歳を超えると、血圧は低すぎない方がいいんです。

何歳になっても長生きできる身体を取り戻すのに、手遅れということはないと思うんです。八十六歳から筋トレを始めた崑ちゃんが何よりの証（あかし）です。認知症の始まりによく見られるのが、無気力、無感動、無関心です。身の回りのことに無関心になったり、健康づくりの話をしても気力が出てこなかったりする。この状態を医学的にアパシーと呼んでいます。このサインが怖いのです。要するに生きる活力を失わないことが、老化のスピードを緩めるには大切です。崑ちゃんのように、何歳からでも挑戦はできる。例えば料理なんかに挑戦すると、前頭葉（ぜんとうよう）を鍛えて、短期記憶の力を高めてくれます。旅行や図書館に行くとか、カフェに行くとか、楽しみを見つけることも大切です。崑ちゃんにとっては大相撲を観戦に行くのが楽しみですよね。テレビ中継によく崑ちゃんがオシャレをして観戦しているのが映り込みますが、オシャレをすることも大事な老化予防です。

大村　大相撲の中継に派手な服装で映り込むのが僕の趣味ですねん。（笑）

鎌田　それから難聴は認知症の最大のリスクです。僕も崑ちゃんも、人とのコミュニケーションが大事だと思って、早めに補聴器をつけました。難聴を放置しないことが大事です。難聴を理由に人とのコミュニケーションや社会参加が減っていくと、アミロイドβというタンパク質が溜まって認知症を進めていくことがわかっています。スポーツ観戦やコンサートに行ったり、地域のお祭りに参加したりして、家に閉じ籠(こも)らないようにしましょう。

若々しい姿勢を保つためには、第一章で紹介したようなスクワットや腹筋運動、背筋運動などが有効です。また、ウォーキングをする際には、数分でもいいので、歩幅を広げて歩く時間を取り入れましょう。歩幅が狭くなった高齢女性は、歩幅が広い高齢女性と比べて、五・八倍も認知症のリスクが高いというデータがあります。幅広歩行はとても大事なことです。70ページに紹介した、ツーステップテストを僕らもやってみましたが、崑ちゃんはロコモ度2でした。次回、再会するときには、ロコモ度1になるように背中をまっすぐにして、姿勢よく、歩幅を広げて、かっこよく歩けるようになっているといいなと思います。九十三歳でも前向きな崑ちゃんは、きっと日々の生活の中で努力して、これも改善するのではないかと期待しています。これを読んでいる読者の人も筋トレや食事や生活習慣を見直して、老化を緩めて元気な老後を送ってほしいです。

老化のスピードを緩める生活習慣❶

オートファジー＝「自食作用」

オート　自ら
ファジー　食べる

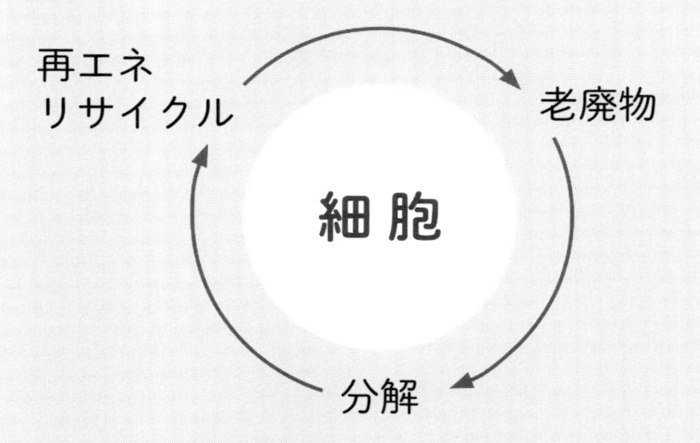

夕食から翌日の朝食までの時間を10〜16時間あけると、細胞がアルツハイマー病やパーキンソン病の原因となるタンパク質を除去する働きをする

老化のスピードを緩める生活習慣❷

オートファジーを促進する生活習慣

Point① 軽い飢餓	Point② 良質な睡眠	Point③ 良質な食事
「食べない時間」を設定	オートファジーは寝てる間	スペルミジン（納豆）
21時以降は食べない	食べてすぐ寝ない	レスペラトロール（赤ワイン）
翌朝まで絶食（10〜16時間）	適度な運動	アスタキサンチン（鮭の赤い色素）

老化のスピードを緩める生活習慣❸

脳の司令塔である「前頭前野」を鍛えよう

料理

楽しみを見つける

運動

挑戦

前頭前野を鍛えると短期記憶の力が向上します。また、駅やお店で従業員さんに怒鳴っている高齢者をたまに見かけますが、これは前頭前野の機能が低下している可能性があります。前頭前野が活性化すると、些細なことで怒らなくなり、落ち着きのある生活ができるようになります

老化のスピードを緩める生活習慣❹

認知症を予防する6つのポイント

Point① **運動**

Point② **野菜350gを食べよう**

Point③ **高血圧予防**
→減塩

Point④ **高血糖・糖尿病予防**
→かかと落としやウォーキングなど、適度な運動
→高野豆腐は血糖値を下げるレジスタントプロテインを含む

Point⑤ **良質な睡眠**

Point⑥ **1分間音読、カラオケで新曲に挑戦**

老化のスピードを緩める生活習慣❺

「難聴」は認知症の最大のリスク

難聴 → 社会参加↓ → 認知症

Point① 聴力が下がったら早めに補聴器をつけよう

Point② 視覚情報に頼らない工夫

・アプリで「波」「雨だれ」「たき火」の音を聴く
・ラジオを聴く。文化放送「日曜はがんばらない」はオススメ

Point③ ヘッドホンはノイズキャンセリング機能が付いたものを選ぶ

→大音量で音を聴くと難聴が進む
短時間でいいので静かな世界で身を休める

老化のスピードを緩める生活習慣❻

誤嚥性肺炎に注意

死因順位別死亡数		
1位	がん	385,787人
2位	心疾患	232,879人
3位	老衰	179,524人
4位	脳血管疾患	107,473人
5位	肺炎	74,002人
6位	**誤嚥性肺炎**	**56,068人**

令和4年(2022年)人口動態統計、対人口10万人

誤嚥性肺炎にならないために
口腔フレイル(虚弱)を予防!

Point→おしゃべり、カラオケ、肉やスルメなど
硬いものを食べる

老化のスピードを緩める生活習慣⑦

口腔フレイル予防には、「パタカラ体操」

パ	タ	カ	ラ
唇	舌	喉の奥	口全体

1. 単音の発音

「パ」「タ」「カ」「ラ」のように1音ずつ発音

2. 連続の発音

「パパパ」「タタタ」「パタカラ、パタカラ」
など連続して発音

Point→パ行、タ行、カ行、ラ行ならOK。いやなことがあったら独り言で「バカタレ、バカタレ」と30秒早口をすると口腔虚弱を予防し、気分もスッキリ！

おわりに

どうも、元気ハツラツの大村崑です。

二〇二四年の十一月で九十三歳になりました。どうです？　僕、九十三歳に見えないでしょ。

今回、潮出版社から「鎌田實先生と本をつくりませんか」というオファーをもらって、その取材を長野でやると聞きました。僕は大阪に住んでいますから、普通の九十三歳なら、大阪―長野の長距離移動を尻込みするかもしれませんね。でも、長距離移動なんて何のその。なんせ僕は今でも仕事で大阪と東京をしょっちゅう行き来しています。もちろん車いすも、杖も使いません。自分の足でしっかりと歩いて、新幹線や飛行機にも乗って、どこにでも行きます。だから長野での取材も二つ返事でＯＫ。そんなわけで、空気のキレイな長野県の蓼科（たてしな）に行ってきました。皆さん、蓼科はええとこでっせ〜。

さて、この本のなかで述べてきたように、ほかでもなく僕自身が、九十代をこんなに元気に迎えられるとは思っていませんでした。八十六歳で筋トレに出合う前までは、身体はいわば「不調のオンパレード」。ヨボヨボの老人だったんです。そんな僕が筋トレを始めてから見違えるように身体が元気になりました。皆さんもご存じのように僕は、テレビＣＭでおなじみの「元気ハツラツ」と言いまくってきました。だから僕が早死にしたら皆さんに嘘をついたことになるでしょ。だから筋トレだけでなく、食事や生活習慣についても鎌田先生の本をたくさん読んで工夫しています。そんな僕の健康習慣を鎌田先生に話すと、たくさん褒めてくれました。何歳になっても褒めてもらうのは嬉しいもんですね。どうやら僕の生活習慣はいい線いってるようですよ。

名医・カマタ先生からお墨付きをもらったんですから、胸張ってええでしょ。ますます元気に長生きできそうな気がします。この本が読者の皆さんの元気なシニアライフをつくるための参考になるならこれ以上のことはありません。

最後に、長野での取材でたくさん歓待してくださった鎌田先生ご夫妻、ライザップトレーナーの岩越亘祐さん、協力してくださった皆さんに感謝します。

大村 崑

大村 崑（おおむら・こん） 喜劇役者

1931年兵庫県生まれ。キャバレーのボーイ、司会業を経て、コメディアンとしてデビュー。「やりくりアパート」「番頭はんと丁稚どん」「頓馬天狗」などに出演。「崑ちゃん」の愛称で親しまれる。大塚製薬「オロナミンC」のCMで子どもから大人まで幅広い層に好かれる国民的タレントに。日本喜劇人協会会長などを歴任。現在は講演活動で全国を駆け回りながら、映画にも出演。精力的に活動を続けている。著書に『崑ちゃん90歳 今が一番、健康です！』（青春出版社）などがある。

鎌田 實（かまた・みのる） 医師・作家

1948年東京都生まれ。東京医科歯科大学医学部卒業後、諏訪中央病院へ赴任。30代で院長となり、潰れかけた病院を再生させた。「地域包括ケア」の先駆けを作り、長野県を長寿で医療費の安い地域へと導いた。現在、諏訪中央病院名誉院長、地域包括ケア研究所所長。一方、チェルノブイリ原発事故後の1991年より、ベラルーシの放射能汚染地帯へ100回を超える医師団を派遣し、約14億円の医薬品を支援（JCF）。2004年からはイラクの4つの小児病院へ4億円を超える医療支援を実施、難民キャンプでの診察を続けている（JIM-NET）。東北はもとより全国各地の被災地に足を運び、多方面で精力的に活動中。ベストセラー『がんばらない』他、著書多数。

崑ちゃん・鎌田式　老化のスピードを緩める最強の習慣！

2025年1月20日　初版発行

著　者　大村 崑、鎌田 實
発行者　前田直彦
発行所　株式会社潮出版社
〒102-8110
東京都千代田区一番町6　一番町SQUARE
03-3230-0781（編集）
03-3230-0741（営業）
振替口座　00150-5-61090
印刷・製本　株式会社暁印刷

ISBN978-4-267-02450-4 C0077